АНДРЕЙ ИВАНЧЕНКО

insignificant books

андрей иванченко

записки врача
просто о главном

Чикаго
2013

THE DOC'S NOTES:
Talking Medicine the Easy Way
Authored by Andrew Ivanchenko

Editor: Vladimir Goldshteyn
Corrections by Olga Novikova
Interior & cover design by Mykhailo Kondratenko
Illustrations by Igor Velgach

It is not easy to speak comedically about serious things, to talk in plain words about a complex subject, to explain medical topics easily and at the same time in a professional manner. This book gives you this rare opportunity. Everything you read here is the result of doctor's practice and experience in popular broadcast shows and a Russian newspaper's medical column in Chicago.

ISBN: 978-1492195801

Insignificant Books, Chicago, Illinois, USA
printbookru@gmail.com
Printed in the United States of America

Андрей Иванченко
ЗАПИСКИ ВРАЧА
Просто о главном

В доступном ключе о медицине и здоровье

Трудно писать о серьёзном забавно, о сложном – просто, о медицине и оздоровительных методиках – одновременно легко и профессионально. Сегодня выходит большое количество книг о медицине и здоровье, однако редко удаётся получить удовольствие от их чтения. Данная книга предоставляет такую возможность. Всё, о чём пишет Андрей Иванченко, регулярно встречается в его многолетней практике. А благодаря опыту автора по ведению радиопередач и оздоровительной рубрики в популярной чикагской газете, его речь близка к доверительному разговору, он пишет, как слышит и чувствует. Надеемся, вам будет приятно и полезно прочитать его простые объяснения сложных, но важных медицинских проблем.

Моим внукам - Лизе и Пете, Даше и Саше.

СОДЕРЖАНИЕ

ИНТЕГРАЛЬНАЯ МЕДИЦИНА, ОЗДОРОВЛЕНИЕ, САМОИСЦЕЛЕНИЕ

ЧТО ИНТЕГРИРУЕТ ИНТЕГРАЛЬНАЯ МЕДИЦИНА?

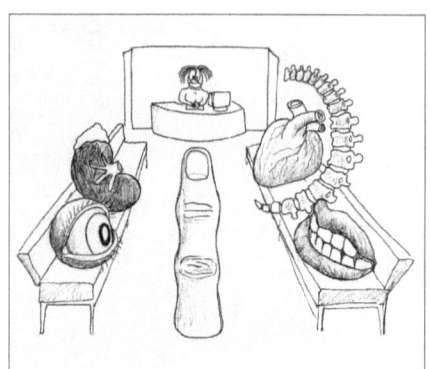

Разделять на фрагменты себя
Не всегда благодарное дело –
Каждый создан единым и целым,
Сделал Бог нас такими, любя!

Эту главу можно считать введением в книгу. Речь – и в главе, и в самой книге – пойдёт об интеграции, восстановлении целостности науки о здоровье человека. Пришло время собирать разбросанные по разным углам «камни» медицинских знаний. И поэтому новый вид медицины, который всё ещё находится в процессе рождения, называется «интегральная медицина».

Нехорошо забытое старое

Интегральная – от слова «интегрировать» – объединять, составлять целое. Этот термин противоположен слову «дифференцировать» – разделять, разбивать на части. Дифференциация, или узкая специализация – путь, по которому медицина начала интенсивно двигаться относительно недавно – начиная с конца XIX века.

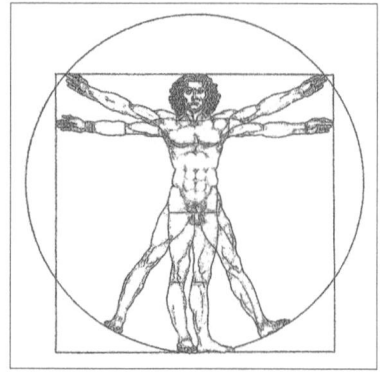

Каждый врач при таком подходе занимается «своим» узким сегментом организма, а иногда вообще одной-единственной болезнью. И это неплохо, как считают некоторые. Дело в том, что при нынешнем изобилии новых открытий – теоретических и технологических – для целого ряда специалистов (например, кардиохирургов, онкологов) крайне сложно следить за новостями в других областях медицины. Поэтому именно специализации мы обязаны многими невероятными достижениями в лечебном деле, спасающими сегодня тех, кто ещё тридцать-пятьдесят лет назад считался абсолютно безнадёжным.

Приходится признать, что в нынешней гонке специализаций сначала незаметно, а в последнее время всё острее и острее, стала ощущаться нехватка врачей, умеющих помимо «деревьев» видеть «лес» целиком, разбираться не только в болезнях и симптомах, но и в здоровье вообще. Одним словом – видеть человека в целом. Это и привело к рождению интегральной медицины – медицины, объединяющей усилия традиционной науки с практическим опытом, накопленным оздоровительной медициной.

Интегральная медицина как наука появилась в 1992 году, а сам термин начал применяться с 1993 года.

Когда речь заходит о лечении и оздоровлении, первое, что приходит в голову, это здравоохранение. Оно, по идее, главный двигатель всех остальных структур, связанных со здоровьем. Но если вы немного вглядитесь в структуру этого гигантского механизма, то удивитесь, насколько мало он занят здоровьем! В России была хотя бы санитарно-гигиеническая служба, санаторно-курортное лечение, в Америке же при несомненных успехах в лечении сложных, серьёзных и хронических заболеваний, самим здоровьем интересуются чаще всего люди, непричастные к системе здравоохранения. Парадокс… С одной стороны – изобилие знаний, но отсутствие сил, времени и желания заниматься здоровьем, с другой – огромный энтузиазм на основе дилетантизма и псевдонаучных теорий при нежелании серьёзно погружаться в науку о здоровье!

Что же такое интегральная медицина?

Описанный выше странный перекос пытается исправить сегодня интегральная медицина – новое направление, постепенно внедряемое в курс обучения медицинских школ Америки. Оно занимается анализом механизмов биологической регуляции и самоисцеления на уровне клеток и анализом генетических процессов, а параллельно – изучением древних традиционных систем оздоровления и порой экзотических взглядов, методов и способов их внедрения в научную медицинскую практику.

Такая интеграция лишь начинается, но уже можно сказать, что основным отличием нового подхода является создание единого медицинского языка, соединяющего разные направления на основе научной медицинской терминологии, понятной и врачам, и немедикам. Необходимо соединить воедино науки о болезнях, которым несть числа, и единую науку о здоровье, которой пока что фактически нет! Мы знаем много о симптомах и механизмах болезней, о действии лекарств, но очень мало – о саморегуляции организма и механизмах самоисцеления.

Интегрировать надо также отношения врача и пациента. На смену сегодняшней модели, в которой пациент является пассивным объектом приложения медицинских воздействий, должен прийти подход, в котором пациент играет ключевую роль в оздоровительном процессе. Ведь именно пациент находится со своим организмом круглосуточно, а врач видит его в лучшем случае раз в неделю… Как известно, если пациент интегрируется с врачом, они могут одолеть болезнь, а если пациент будет помогать болезни, один врач против двоих не устоит!

> *Интегральная медицина – это лечение не одного симптома или одной системы органов, а целостный подход к организму как к самоуправляемому компьютеру.*

Интегральная медицина – это лечение не одного симптома и даже не одной системы органов, а целостный подход к организму как к самоуправляемому компьютеру. Для этого надо было найти систему, которая бы соединяла другие, в которой бы отражались процессы и проблемы, происходящие в других органах и тканях.

Таким ключом оказалась... мышечная система! Она долгое время находилась на периферии медицинской науки, потому что была «на поверхности», и казалось, что её проблемы всегда вторичны – следствие воспалений, травм, болезней суставов и нервной системы. Однако когда присмотрелись поглубже, выяснилось, что именно процессы, происходящие в глубоких мышцах – спазмы, боль, воспаление, нарушение циркуляции, – являются первыми признаками наступающего ослабления организма в целом. При этом рефлекторные мышечно-связочные цепочки совпадают с рисунком китайских акупунктурных меридианов!

В свете последних открытий стало понятно, почему древние оздоровительные системы уделяли такое большое внимание движению и растяжке. Гимнастика в Греции, йога в Индии, тай-чи в Китае – всё это различные способы рефлекторного воздействия на нейромышечную «клавиатуру» нашего биологического компьютера.

Считается, что искусство тай-чи появилось во времена императора Фу Цзы (III тысяч. до н.э.), который дал указание своему лекарю создать «Великий танец», предотвращающий и исцеляющий многочисленные болезни, а также использующийся для военной подготовки.

Такие подвижки стали возможны благодаря бурному развитию новых методов мануальной вертеброневрологии в конце XX века. Соединение практических достижений остеопатов и хиропракторов Америки, а также физиотерапевтов и мануальных терапевтов Европы с научно-медицинской теорией дало второе дыхание хорошо забытому старому! В этой медицине для лечения и восстановления болевых синдромов позвоночника и суставов используют наиболее эффективные методы из различных областей реабилитации, а также нетрадиционной медицины – остеопатические манипуляции на позвоночнике, нейромышечную релаксацию, миофасциальную декомпрессию ущемлённых корешков, акупунктуру, двигательную терапию.

Как работает интегральная медицина

Точный диагноз означает определение конкретного сегмента опорно-двигательного аппарата, который и является причиной боли.

Рассмотрим практическое применение интегральной медицины на примере реабилитационного центра в Чикаго, которым я руковожу.

Поскольку я специалист в области реабилитации болевых синдромов, моя задача при первом визите пациента – установить точный диагноз. Диагноз в нашем понимании – это не просто неврит, радикулит или грыжа диска. Точный диагноз означает определение конкретного сегмента опорно-двигательного аппарата, который и является причиной боли. Такой сегмент не всегда находится там, где пациент чувствует боль. Например, боль в шее или плече может быть связана со смещением крестца, а боль в колене брать начало в области грудного отдела позвоночника. Таким образом, важнейшая задача врача – найти именно первоисточник боли. Затем нужно разобраться, что причиняет боль – ущемление, спазм мышц или воспаление. В зависимости от этого мы подключаем к лечению тех или иных специалистов.

Далее следует учесть, что там, где есть смещение и ущемление, надо сначала освободить мышцы и лишь потом освобождать сам сустав. Суставы находятся там, где их держат мышцы, и смещаются туда, куда их тянут мышцы. Вот почему специалисты по расслаблению и восстановлению травмированных мышц – важнейшее первичное звено всего процесса. Для этого применяется лечебный массаж, который безболезненно вытряхивает спазм и

Следует учесть, что там, где есть смещение и ущемление, надо сначала освободить мышцы и лишь потом освобождать сам сустав.

восстанавливает циркуляцию в самых болезненных мышцах. Есть у нас и другая техника – так называемый нейромышечный массаж, воздействующий на особые триггерные точки – участки, где мышечные волокна, вследствие воспаления и спазма, слипаются в болезненные узелки.Но когда мышцы не просто спазмируются, а превращаются в каменные залежи, скручивающие позвоночник, необходим специалист, который может их растянуть. Тут используется метод под названием мышечно-фасциальное освобождение. Эта редкая техника похожа на пассивную йогу. Вы чувствуете, как будто мощная, но деликатная машина разжимает, растягивает ваши мышцы.

Мягкое освобождение вместо жёстких техник

Наконец, когда мышцы полностью расслаблены, вновь наступает моя очередь. Я очень мягко освобождаю ущемлённые ткани. Это существенно отличает-

> *Нейромышечный массаж является особым видом глубокого массажа, при котором сосредоточенному давлению пальцев подвергаются отдельные мышцы.*

ся от жёстких манипуляций, которые иногда используют мануальные терапевты в России, а также некоторые хиропракторы в Америке. Я не ломаю, не дёргаю и не «вправляю»! Мой принцип прост: когда сустав готов, он освобожда-

> *Мой принцип прост: когда сустав готов, он освобождается без лишних усилий.*

ется без лишних усилий. Более того, часто я прошу самого пациента надавить на меня или потянуться, чтобы добиться лёгкого щелчка и освобождения. Когда и это достигнуто, необходимо исцелить ткани от остаточного воспаления. Здесь на помощь приходит самый традиционный из «нетрадиционных» методов лечения – акупунктура.

Завершающий этап интегральной терапии

Итак, мышцы расслаблены, освобождены от спазма и воспаления. Теперь впереди самый важный этап – их надо укрепить и переучить тому, как правильно работать. Этим занимается специалист по лечебной гимнастике, которому известны все секреты «упрямых» и скрытых околопозвоночных каркасных мышц. Именно они являются основной причиной боли в пояснице, шее, суставах...

Вот так, если не вдаваться в детали, выглядит ядро интегральной медицины. Я говорю «ядро», потому что для достижения максимальных результатов к этому должно быть добавлено правильное использование диеты и пищевых добавок, а также лечебные гимнастики типа йоги и тай-чи. Дополнительно можно подключить пилатес, водные и грязевые процедуры. А совсем в идеале – задействовать ещё психотерапию и обучение правильному дыханию.

> Название «пилатес» произошло от фамилии спортивного специалиста Джозефа Пилатеса, который разработал эту технику в начале прошлого века.

Такой комплексный, действительно интегральный подход позволяет добиться просто удивительных результатов в лечении, которые не в состоянии обеспечить традиционные методики, занимающиеся каждой проблемой по отдельности.

ЛЕЧЕНИЕ ИЛИ ОЗДОРОВЛЕНИЕ?

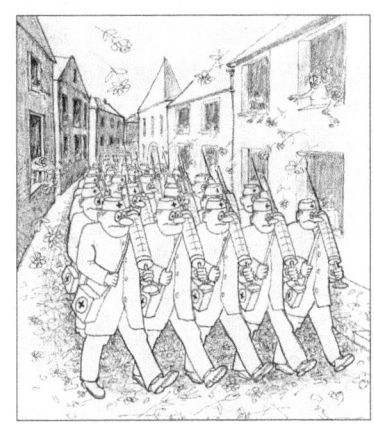

Natura sanat, medicus curat morbos
(Врач лечит, а природа исцеляет).
Гиппократ

Когда речь заходит о восстановлении здоровья, очень часто употребляют два понятия – лечение и оздоровление (исцеление). Давайте попробуем разобраться, в чём их сходство и в чём принципиальное различие?

Лечебный подход к восстановлению здоровья

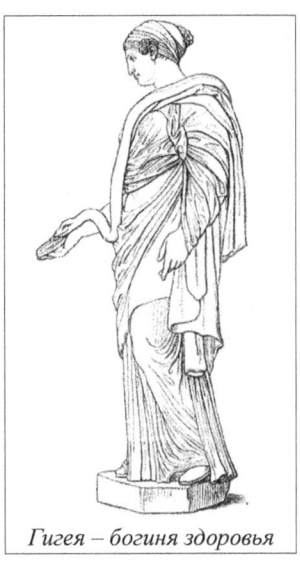

Гигея – богиня здоровья

Лечебный подход подразумевает активное вмешательство в работу организма так, как если бы мы имели дело с механической вещью, пассивным объектом. В некоторых случаях этот подход не только более эффективен, но и является единственно возможным. Например, в случае, когда человек находится на грани жизни и смерти, потому что произошла остановка сердца и дыхания, надо запускать работу систем жизнеобеспечения любой ценой. Подобным образом приходится поступать, и когда организм не справляется с опасной инфекцией. Но в большинстве

> *Во время болезни в организме происходит титаническая работа саморегуляции, направленная на самоисцеление.*

случаев во время болезни в организме происходит титаническая работа саморегуляции, направленная на самоисцеление. Игнорирование этой деятельности, неумение и нежелание учитывать внутреннюю активность часто приводит к негативным последствиям, сравнимым с травмой или болезнью! Существует даже такой термин «ятрогенные» заболевания – болезни, возникшие вследствие лечебных воздействий.

Оздоровительный подход

Оздоровительный подход подразумевает диалоговый режим воздействия на организм. Известный российский психотерапевт Александр Алексейчик говорит: «Настоящее, истинное, живое нельзя изменить. Можно помочь ему измениться, создать условия для

> *Вероятно, самоисцеление нескоро придёт на смену медицине – причиной тому неверие в себя и противоестественная зависимость от лекарств.*
> *Шри Ауробиндо*

этого. Попытки прямо воздействовать, менять насильно часто равносильны разрушению». И в самом деле, жизнь, здоровье, организм не терпят насильственного изменения! Поэтому лечение часто оборачивается калечением. Вместо исцеления получается краткосрочное улучшение за счёт долгосрочного развала.

> *Оздоровление – это возвращение целостности организма за счёт самоизменения, саморегуляции, самовосстановления.*

Оздоровление – это исцеление, возвращение целостности организма за счёт создания условий для его самоизменения, саморегуляции, самовосстановления. Когда включается процесс самоисцеления, тогда и начинается истинное лечение. Организм ведёт скрупулёзную работу по устранению мельчайших очагов воспаления, выравнивает малейший дисбаланс на клеточном уровне. Каждая клетка, каждый орган получают в этот момент питание, дыхание и энергию, необходимую для полноценного восстановления.

Описанный медленный и подспудный процесс перестройки занимает порой недели и даже месяцы, но в результате тело не просто освобождается от каких-то симптомов, но в целом становится здоровее и даже в определённом смысле моложе. Вот почему такое направление медицины, которое бурно развивается последние десять лет в Америке, получило название Anti-Aging Medicine, то есть омолаживающая медицина, или медицина против старения.

Как запустить процесс самоисцеления

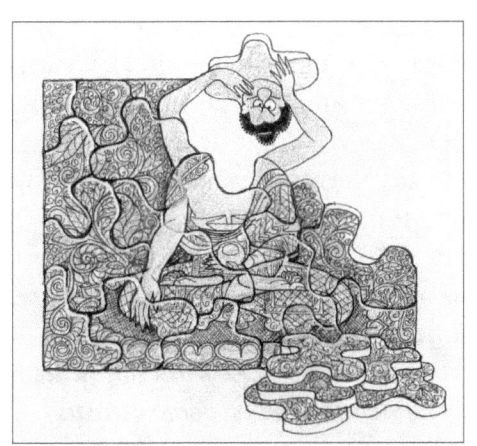

Возникает вполне естественный вопрос: как же включить процесс самоисцеления и оздоровления? Для этого необходимо сделать несколько шагов. Первейшее условие и первый шаг на пути оздоровления – освобождение, ослабление ограничивающих, давящих воздействий: спазма, стресса, воспалительного отёка, ущемления, сдавления, компрессии. Такой эффект достигается с помощью декомпрессии – создания пространства, свободного объёма, в который устремляются кровь и жизнь. Это подобно вдоху. Мы ведь не вталкиваем воздух в лёгкие и кровь, мы растягиваем грудную клетку и создаём пустоту, вакуум, куда устремляется кислород. Точно так же мы растягиваем суставы и связки позвоночника и конечностей. Мы творим пустоту, а она дарит телу жизнь! Такая вот философия – парадок-

сальная для нашего научно-меха-
нического мировоззрения, но абсолютно традиционная для восточной
философии.

> *... Лекарства необходимы
> нам потому, что наши
> тела овладели искусством
> плохо себя чувствовать без
> лекарств.*
> *Шри Ауробиндо*

Подобно тому, как мы освобождаем тело, необходимо освободить
душу, психику, мозг от хрониче-
ского стресса. Этому служит релаксация, медитация, молитва –
сосредоточение на том, чего «ни око не видит, ни зуб неймёт».
Невидимая ткань бытия, из которой всё появляется, в том числе

> *Невидимая ткань бытия,
> из которой всё появляется,
> в том числе мы сами, способна
> исцелять от самых страшных
> недугов.*

мы сами и наше сознание, способна исцелять от самых страш-
ных недугов. Но проблема в том,
что она, как живая вода, редко
и трудно доступна. Однако она
более реальна, чем «сказочная
вода», и многие, кто заинтересовался и не поленился, смогли испытать её действие в реальности.

Когда тело и душа освобождаются от сдавливающих ограничений, они, подобно воде с горной вершины, устремляются вниз
– к полному здоровью. Ибо здоровье – это то, к чему тело стремится по своей природе, как железо тянется к магниту. Вот оно
– принципиальное отличие лечения и оздоровления!

*Лечение насильно добавляет организму что-то своё извне,
оздоровление стремится забрать у организма лишнее, чтобы дать ему возможность ожить изнутри. И в дальнейшем
лечение всё время пытается диктовать телу свою линию, в
то время как оздоровление – поддерживать и укреплять собственную жизнь организма.*

*Пользуясь услугами специалистов, которые придержи-
ваются именно оздоровительных принципов, вы имеете все
шансы испытать «простые чудеса» самоисцеления на собственном опыте!*

МЕДИЦИНА, ИСКУССТВО, РЕЛИГИЯ

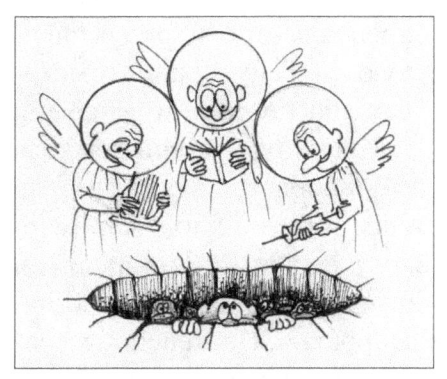

Здоровье внутренне присуще природе человека, поскольку он сотворён по образу и подобию Бога.

Горацио Дрессер,
«Здоровье и духовное исцеление»

Казалось бы, какая тут связь? Медицина — материалистическая наука, чистая физиология, практическая помощь страждущим. Искусство – это игры ума и чувств, оторванные от реальной жизни и боли. А религия – культ, обряды, «мракобесие»… Что тут может быть общего? Но если взглянуть поглубже, оказывается, что всё не так просто.

В Древней Греции, например, Аполлон был и верховным богом, и целителем, и покровителем всех муз. В этом сочетании целительства, искусства и боговоплощения уже просматривается определённая закономерность. Многие врачи древности и средних веков были одновременно выдающимися религиозными философами и музыкантами, а многие современные врачи часто становились знаменитыми писателями. Может быть, это не случайно?

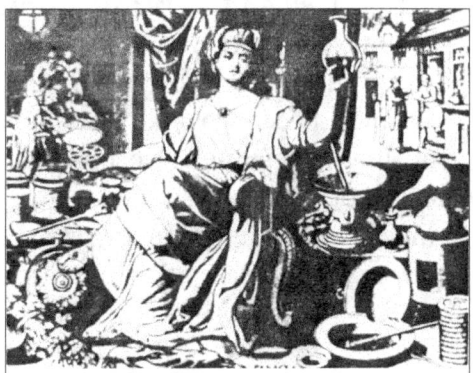

Панацея (Панакея) – «всецелительница», в древнегреческой мифологии внучка бога Аполлона.

Что такое медицина

Что такое медицина? Это наука о здоровье, точнее о борьбе с болезнями для достижения здоровья. Но, к сожалению, в последнее время здоровье как цель медицины и объект научного внимания ушло далеко на задний план. Медицинская наука всё больше превращается в разветвлённую систему знаний о методах диагностики и лечебных препаратах, которой нет дела до здоровья и тем более до

Чем больше медицина отдаляется от философии, религии и искусства, тем меньше она интересуется здоровьем.

искусства и религии! То есть мы видим интересную закономерность: чем больше медицина отдаляется от философии, религии и искусства, чем больше она становится похожа на «точную науку», тем меньше она интересуется здоровьем. Постепенно за сосредоточением на «отдельных деревьях» пропадает возможность видеть лес как цельную картину, и вместе с этим утрачивается способность мыслить целостно, образно. Вот и ответ!

Три составляющие единого целого

Чтобы видеть связь между медициной, искусством и религией, необходима способность к целостному, интуитивному, образному постижению реальности, постижению не одним только холодным рассудком и сухой логикой, но всей своей личностью, своим подсознанием и сверхсознанием. Когда человек достигает такого состояния сознания, он проникает в самую суть вещей и с удивлением обнаруживает, что грани между наукой, искусством и религией – очень относительные. Их практически не существует!

Самые главные истины о здоровье и человеке – те же самые, что истины о Боге.

Ибо самые главные истины о здоровье и человеке – те же, что истины о Боге. Язык, на котором произносятся эти истины, звучит, как чистая поэзия: всё связано, всё зарифмовано, всё необычайно гармонично и красиво… А бог красоты и гармонии – как раз и есть бог Аполлон! Вот так замыкается круг.

Наше сознание чувствует это и стремится к религии и искусству – часто не ради их самих, а ради здоровья, которое наша интуиция просматривает за ними. Религиозное

Наше сознание стремится к религии и искусству ради здоровья, которое интуиция видит за ними.

вдохновение, медитация, молитва и творческое вдохновение в своей основе базируются на одном и том же психофизиологическом состоянии внутреннего равновесия и единства, при котором все механизмы саморегуляции – гормональные, иммунные и вегетативные – обретают второе дыхание, переключаются на качественно иной уровень эффективности.

Самоисцеление – как открытие внутреннего пространства

Именно это состояние объясняет парадоксальные факты чудесных спонтанных исцелений у некоторых безнадёжных пациентов. Медицинскими средствами, да и любыми внешними методами, добиться этого просто невозможно. С научной точки зрения, организм достиг своего предела, тупика, за которым – конец, ничто, небытие… Но вдруг, как по мановению волшебной палочки, у некоторых происходит «разворот».

Тело открывает внутреннее пространство, которое, как волшебная каморка папы Карло, было скрыто за «тёмным холстом», и происходит выздоровление! Выздоровление от неверия, от

Доктор Эндрю Вейл: «Я за интегральную медицину, которая рассматривает человека как единое целое (тело, разум и дух) и пытается использовать скрытые ресурсы организма…»

обыденной одномерности, от «зауженности» своего бытия. Именно так описывают свой опыт люди, пережившие спонтанное исцеление, согласно широко известному в Америке доктору Эндрю Вейлу, автору бестселлера «Спонтанное исцеление».

Поэтому не надо противопоставлять медицину, науку, искусство и религию, а надо приучать детей и учиться самим воспринимать мир целостно, душевно, духовно. Это самый короткий и надёжный путь к обретению гармонии, красоты и здоровья.

МИЛОСЕРДИЕ И ЗДОРОВЬЕ

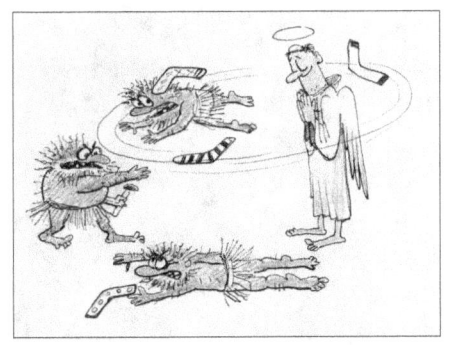

Если бы повсюду царило милосердие, земля стала бы раем, а ад – страшной сказкой.

Чарлз Калеб Колтон

«Здравствуйте! – скажет кто-то. – Где бузина, а где киевский дядька?» При чём тут милосердие, добрые дела, и… здоровье?! Где этика – а где физиология?

Душа и тело – вместе или порознь?

Да, в наш «просвещённый» век мы привыкли разделять тело и душу, здоровье и нравственность, ибо «наука доказала, что душа не существует». Наукообразный материализм приучил нас смотреть на тело как на дом, который постепенно ветшает, и если его не ремонтировать с помощью медицины, то он неизбежно развалится! В век триумфа хирургии и фармакологии мы как-то совсем выпустили из виду работу механизмов самоорганизации и самоисцеления, которые раньше

> *Мы совсем выпустили из виду работу механизмов самоорганизации и самоисцеления, которые раньше описывались как жизненная сила и жизненная энергия.*

описывались как жизненная сила и жизненная энергия – «прана», «чи». Мы выплеснули вместе с водой и ребёнка…

Но, как известно, свято место не бывает пусто. Науко-

> *«Прана» означает на санскрите «жизнь», «дыхание» или «постоянное движение».*

образная идеология может отрицать жизненную силу, душу и религию, но тут же это место заполняют шаманские культы, гипнотизёры, биоэнерготерапевты. А через них всё вновь возвращается к поиску невидимых законов, которые управляют нашим здоровьем и благополучием.

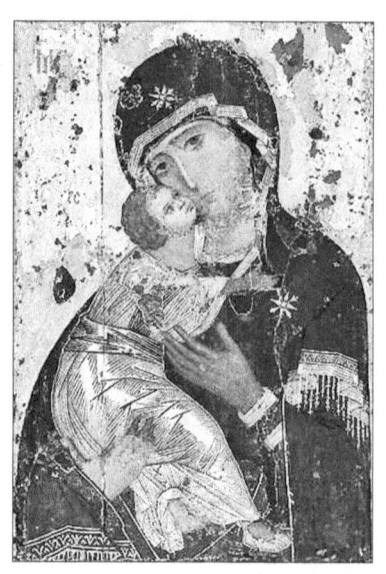

Я был удивлён и обрадован в начале девяностых, когда появились книги Сергея Лазарева, где впервые описывалась связь между агрессивностью, обидами и болезнями. Лазарев, по-моему, впервые определил эти агрессивные повседневные реакции, к которым мы так привыкли и которые считаем не просто безобидными, но даже необходимыми для «нормального» человека, как «программы уничтожения».

Когда мы выплёскиваем на ближних свой «справедливый» гнев, мы включаем программы уничтожения, посылаем на них «заказ» в «высшие инстанции».

То есть когда мы реагируем возмущённо на поведение ближних, выплёскивая на них свой «справедливый» гнев или держим на них обиды, пытаясь своей пассивной агрессивностью убедить их в неправоте — мы непроизвольно включаем программы уничтожения, посылаем на них «заказ» в «высшие инстанции». Это — информационно-энергетическая реальность (раньше сказали бы – духовная реальность). Хотим мы или не хотим, осознаём или нет – наша злость, гнев и обида превращаются в невидимое убийство. А тот, кто включает подобные программы в отношении других, мгновенно подвергается и сам их уничтожающей энергии по принципу бумеранга:

Но неожиданным ответом к ним возвращается назад
Бездумно пущенный по ветру песок и ранит им глаза...

— так говорится об этом в «Дхаммападе», сборнике стихотворных изречений III века до н.э., который, по преданию, был составлен из слов самого Будды.

Поступая похожим образом, мы, однако, раним не одни лишь глаза, но и механизмы саморегуляции, самоисцеления – тонкие программы иммунной и нервной систем!

Что такое истинное милосердие?

Милосердие – это не просто мягкотелость и нежелание наказывать обидчиков. Это способность осознавать свои высшие потребности и свою истинную долгосрочную безопасность, а не принесение их в жертву защитным реакциям эмоциональной животной подкорки. Такая форма поведения – редкий подарок судьбы, если она достаётся от среды (родителей, родственников, социума). Но чаще всего это – «плод ошибок трудных» и «сердца горестных замет», которые переплавлены силой личности, годами тяжкой работы души, чтением с детства правильных книг…

Когда милосердный образ жизни становится нормой, тогда у человека разворачивается внутреннее душевное

> *Прекрасны края, где пребывает милосердие. Разве можно достичь мудрости, если не жить в этих краях?*
> *Конфуций*

пространство – то, что называется в народе широтой души, великодушием. Боль или обида при проникновении в это мощное поле не воспламеняют и не сжимают его тисками, а гаснут, как искры на лету, оставляя лёгкий запах гари и горечи. Такие люди свет миру, они составляют соль земли. Это те, про которых говорят: не стоит село без праведника. Они активируют не только механизмы самоисцеления собственного тела, но и запускают процесс оздоровления у всех, кто их окружает. Такая способность милосердия, смирения и кротости, которая может преображать человека и окружающий мир, запечатлена в широко известном афоризме святого Серафима Саровского: «Стяжи дух мирен, и тысячи вокруг спасутся».

Кто-то скажет: «Но ведь речь сейчас идёт о духовном, религиозном здоровье, а мы здесь беседуем о здоровье тела». Это большая ошибка – противопоставлять здоровье души и тела. Одно без другого не существует полноценно.

Тело питает душу, как почва растение, но и душа не просто живёт в теле и пользуется им, как шубой, а может или поддерживать и защищать здоровье тела, если она бодра и спокойна, или вносить в тело боль и болезнь – когда она наполнена страхом и ненавистью. Поэтому так важно следить за её благополучием, исцелять её покаянием и милосердием. Уважение, терпение и любовь к другим – это прочнейший фундамент и инструмент любви к себе самому, к своему невидимому, но очень остро ощутимому внутреннему благополучию.

ИГРА И ЗДОРОВЬЕ

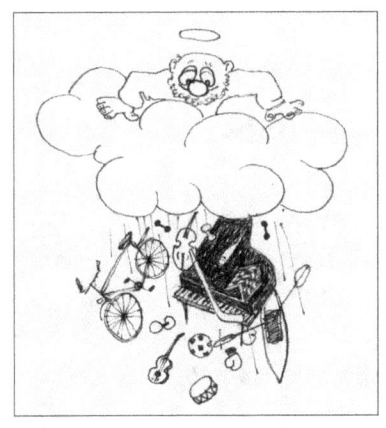

Когда низвергнут в прах или обласкан
Изменчивой кокеткою судьбой,
Не забывай, что ты – лишь Бога маска,
И он играет в ней самим собой!

Давно известная поговорка «делу время – потехе час» всегда воспринималась как совет уделять больше времени работе и меньше – развлечениям. Но в свете современных медико-биологических открытий, связанных со здоровьем, эта интерпретация несколько меняет смысл.

Причина старения и болезней

Одной из главных причин преждевременного старения и болезней является истощение коры надпочечников вследствие того, что на английском языке звучит как «Too much work and too little play». В переводе – «Слишком много работы, и слишком мало игры».

> *Игра – не просто потеха и развлечение, а самая эффективная форма восстановления нервной, иммунной и гормональной систем.*

Оказывается, игра – не просто потеха и развлечение. Это самая эффективная форма восстановления нервной системы, а через неё – иммунной и гормональной. Когда человек лишает себя игры, его системы адаптации к стрессу истощаются, возникают сбои в саморегуляции организма, развинчивается маховик аутоиммунных реакций, ведущих к хроническому воспалению в сосудах, суставах, мозге и эндокринных железах. В результате мы приходим к преждевременному изнашиванию организма – к тому, что мы называем старостью.

«Вся наша жизнь – игра!»

Видимо, поэтому Господь, давая заповеди на горе Синай своему народу, одной из самых важных назвал заповедь соблюдения субботы-сабата-шаббата. Шесть дней работайте, а в седьмой день – покой, отдых, молитва, радость, беспечность… Шесть дней – дело, а на седьмой – игра. Да, игра! Ведь игра – это не просто детские шалости, безумный бег и смех, это иной способ жизни и деятельности, когда смысл деятельности заключается не в результате, а в самом процессе. С такой точки зрения, игрой являются самые неожиданные виды активности.

Например, вы идёте на рыбалку или охоту. С одной стороны, вас интересует результат – вы хотите поймать добычу, но от этого не зависит ни ваш стол, ни питание ваших детей. За едой вы сходите в магазин потом,

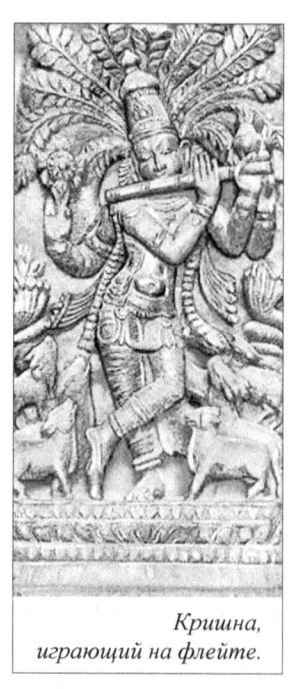

Кришна, играющий на флейте.

после охоты. А на природе вы превращаетесь в первобытного человека, вы искренне забываете о своих заботах, проблемах, работе, а, не дай бог, зазвонит мобильник – вся «игра» насмарку! Чтобы восстановились ваши надпочечники, вам надо на время искренне «забыть о мире сволочном», как говорил Бродский, отключить свои социальные рефлексы

> *Чтобы восстановить надпочечники, вам надо отключить свои социальные рефлексы и включить первобытные : нюх, слух, зрение, интуицию…*

и включить вместо них первобытные: нюх, слух, зрение, интуицию… В этот момент в подкорке мозга и происходит перестройка. Все хронически перевозбуждённые цепи нейронов, связанные с контрактами и проектами, гаснут и перестают «выдаивать» истощённые надпочечники. Адреналин падает, серотонин повышается, и вы покидаете природу с единственно стоящей «добычей» – восстановленной нервно-гормональной системой!

Формы наших «игр»

Почему многие люди проводят бессмысленно время около компьютерных игр, на форумах в Интернете? Откуда такая популярность социальных сетей? То же самое – желание хоть на короткий срок вылезти из своей шкуры загнанной жертвы и побыть вольным стрелком, успешно разрушающим вражеское сопротивление; выйти из окружающего непонимания и одиночества, погрузившись в мир виртуальных друзей и собеседников – тем более приятных, что они не засиживаются за полночь, за ними не надо мыть посуду, а затем вставать с больной головой… Это тоже игра – игра в победу, в успех, в общение, игра в другого себя. Освобождение от стресса через смену «identity», своей самоидентификации, своей социальной и психологической маски.

> *…Зеркало и маска – ритуальные предметы Иштар. Каноническое изображение, наиболее полно выражающее сакральный символизм её культа – Богиня в золотой маске, смотрящаяся в зеркало…*
> Виктор Пелевин, «Generation "П"»

Подобным образом работает и музыка. Играя на музыкальных инструментах, мы на время превращаемся в тех, кто общается без слов, без языка, одними чистыми звуками, интонациями и эмоциями – то есть мы играем в разумных, эмоциональных, но бессловесных и бесплотных –

> *Играя на музыкальных инструментах, мы превращаемся в бессловесных и бесплотных ангелов!*

кого? – правильно, ангелов! Такая игра даёт нам одновременно возможность общения с некими волшебными существами – неважно, верим мы в них или нет, даже если это лишь наше воображение. Мы на время становимся способными к общению с высшим миром гармонии, чистых чувств и ассоциаций.

Наша удивительная способность, играя, преображаться и, выходя из себя на время, выпадать из своих проблем, видимо, и отражена в другом названии субботы-воскресенья – «выходной». Седьмой день в конце трудовой недели, день выхода на свободу, предназначенный Богом для того, чтобы мы не забывали: мы – дети, а игра – это и отдых, и лекарство, и спасение от преждевременной старости!

ЗДОРОВЬЕ, СЧАСТЬЕ И УСПЕХ

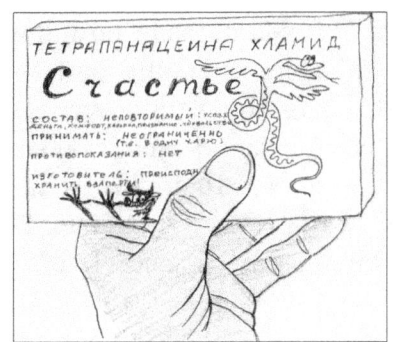

Как удовольствие от жизни получить?
«Всего делов» – ум с детства приучить
Успешным быть не внешне, а внутри –
Себе здоровье и свободу подари!

Известно, что в здоровом теле – здоровый дух, то есть дух радостный, удовлетворённый своей жизнью дух счастья. Однако часто, особенно в молодости, здоровое тело не является достаточным основанием для счастья. Человек жаждет успеха, признания, без которого его ничто не радует и не удовлетворяет. Нам необходим успех в учёбе, работе, в любви. Успех любой ценой! Вот об этой цене я и предлагаю поговорить.

Патологическая зависимость от славы

Само стремление к успеху – вещь неплохая. Это своего рода вечный двигатель цивилизации. Без успехов учёных и первооткрывателей у нас бы не было даже огня и колеса, не говоря уже об электричестве, самолётах и компьютерах! Без успеха врачей мы бы продолжали вымирать от чумы и оспы. Поэтому стремление к успеху – благородная потребность, и без неё не только счастья, но даже здоровья не видать.

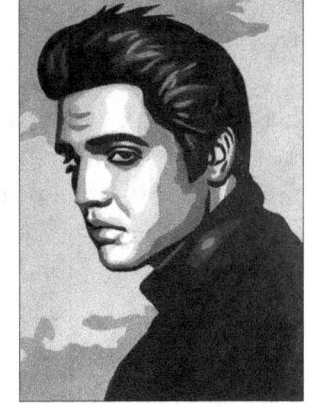

Однако, когда стремление к успеху становится самоцелью, страстью – это уже начало проблемы. И мы сами так воспитываем своих детей в раннем детстве, расточая им комплименты, похвалы за их маленькие социальные победы и достижения. Человек подсаживается на иглу славолюбия и честолюбия. Он готов работать без еды, не спать ночами, но вовсе не ради поиска истины, не ради помощи ближнему, не ради познания самого себя – а лишь для получения очередной порции восторженно-завистливых возгласов и взглядов. Его организм настраивается на борьбу за этот «наркотик» даже ценой самосожжения!

Когда успех становится самоцелью, организм настраивается на этот «наркотик» даже ценой самосожжения

Горе от успеха

Но самое большое горе начинается, когда человек с такой зависимостью получает долгожданное «счастье» – всеобщее признание и успех. В первый момент его охватывает безграничная радость. Наконец-то сбылась мечта, пришли плоды трудов и ожиданий. Но вскоре эта радость сменяется растущей волной новых

Люди могут быть счастливы лишь при условии, что они не считают счастье целью жизни.
Джордж Оруэлл

тревог – с одной стороны, желание новой, ещё большей волны признания и успеха, с другой – страх всё потерять, страх не повторить опьяняющий взлёт…

В недрах организма происходит настоящий взрыв стресса. Надпочечники выбрасывают потоки адреналина, эмоциональная подкорка мозга воспаляется и представляет мир в искажённом чёрно-сером виде. Страх чередуется со вспышками агрессии, тревожность переплетается с полосами чёрной депрессии. И это вовсе не редкая случайность, а закономерность с очень нечастыми исключениями. Такова плата за ставку на успех, за стремление к внешнему блеску и популярности – а не к покою и внутренней удовлетворённости.

Жернова страха и депрессии

Я думаю, не надо объяснять, какая здесь связь со здоровьем. Человек, попадающий в жернова страха и депрессии, начинает искать помощи для своего мозга в различных химических подпорках, среди которых медикаменты, алкоголь, антидепрессанты, наркотики. Сначала метаболизм сжигает всё, что бы мы ни бросали в печь желудка. Но как только стресс переходит в депрессию, вся эта привычка расслабляться и праздновать свой успех избытком изысканной еды и питья оборачивается резким скачком веса, а с ним – гипертонией, артритом, остеохондрозом. Начинает болеть спина, шея, голова, сердце. Петля неминуемо затягивается. Как ни странно, подобный удушающий, мучительно-болезненный водоворот принято считать достижением, удачей, завидной судьбой…

Как много на свете вещей, без которых можно обойтись! Люди покупают дорогие удовольствия на рынке, а я бесплатно добываю себе удовольствия из своей души.
Сократ

Получается – если посмотреть на успех и счастье через призму здоровья, то они просто противоположны друг другу! И это было давно известно мудрецам всех времён и народов. На востоке говорили: «Умеющий быть довольным всегда удовлетворён».

Для обретения счастья и здоровья надо добывать удовольствие из своей работы, творчества и отношений.

Если мы хотим обрести счастье и сохранить здоровье, нам надо научиться простому искусству – добывать удовольствие не из внешнего успеха и признания в глазах других, а из внутреннего удовлетворения своей работой, своим творчеством, своими отношениями.

Это совсем несложно – главное, разоблачить ложность внешнего успеха и научиться смотреть внутрь, сравнивать себя не с соседом или знакомым, а с самим собой неделю назад. Если за прошедшую неделю ты смог подняться над своими привычками, порадоваться самому себе, своему внутреннему росту, то можно быть уверенным, что это завтра даст тебе прочный фунда-

> Со счастьем дело обстоит, как с часами: чем проще механизм, тем реже он портится.
> *Никола Шамфор*

мент удовлетворённости и счастья на многие годы, а с ними и здоровое долголетие!

В ЗДОРОВОМ ТЕЛЕ – ЗДОРОВЫЙ… УМ!

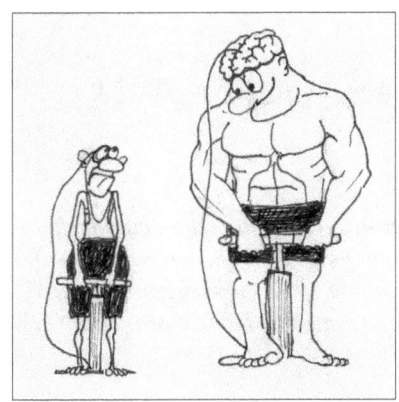

Что случилось?
Сплошные проблемы?
Иль вообще нежелание жить?
Значит, в мозге устала система –
Та, с которою надо дружить!

Место души в теле

На первый взгляд, заголовок – просто перефразирование старой пословицы. Но не только. Дело в том, что истина о взаимосвязи здорового тела и здорового духа в свете современной нейрофизиологии получает новые, очень интересные подтверждения. В самой сердцевине человеческого мозга находится особая лимбическая система, которая и представляет собой то, что называют подкоркой, прообразом коры нашего головного мозга. Здесь расположен центр нашей эмоциональной жизни, можно сказать, ядро нашей личности или проще – душа. Когда эта структура находится в перевозбуждённом состоянии, мы испытываем ощущение, как будто нам надели «чёрные очки». Всё

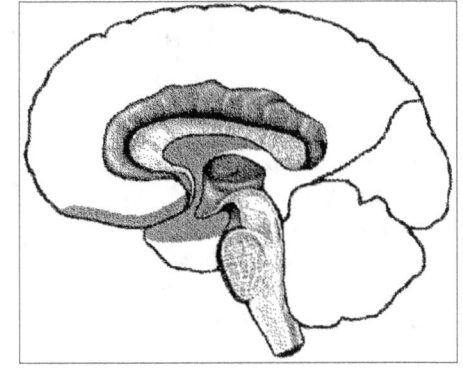

вызывает тоску и страх, депрессию и тревожное беспокойство. Наши действия склонны к агрессии, взрыву, наши решения – скоропалительны и недальновидны. Когда же эта система находится в покое и равновесии – мы добродушны, оптимистичны, активны и целеустремлённы.

Что воспаляет лимбическую систему?

Что же приводит описанную систему в возбуждённое или, хуже того, воспалённое состояние? Прежде всего, это уровень необходимых питательных элементов. Например, глюкоза, жирные кислоты, аминокислоты, некоторые витамины и химические элементы.

Термин «лимбическая система» впервые был введён в научный оборот в 1952 году американским исследователем Полем МакЛином.

От недостатка или переизбытка тех или иных составляющих наш древний мозг начинает возбуждаться, подвигая нас на поиск «дефицитных товаров». Мы же взамен чаще всего компенсируем неудовлетворённость увеличением количества поедаемого (в расчёте, что там найдётся искомое) или гасим эту потребность средствами посильнее. Среди них чай, кофе, алкоголь, медикаменты…

Пища «здорового духа»

Для здорового духа необходимо здоровое, полноценное питание, дополненное правильными витаминами и биологически активными добавками!

На самом деле для поддержания здорового духа – читай, спокойствия лимбической коры – необходимо здоровое, полноценное питание, дополненное правильными витаминами и биологически активными добавками! Определить, «чего в супе не хватает», можно с помощью нехитрых тестов. Однако зачастую сами симптомы указывают на то, что организм страдает от избытка сахара, животного жира, мочевины, образующейся из красного мяса, что ему не хватает воды, ненасыщенных жирных кислот, витаминов групп С, В, и D. Простое переключение питания с кар-

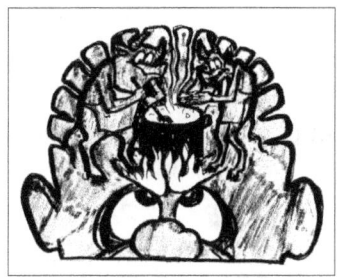

тошки, хлеба и мяса на крупы, овощи и рыбу – именно это рекомендуется есть в постные дни – уже в значительной степени может погасить «пылающие котлы» лимбической подкорки!

Целебная любовь

> *Лимбическая система отвечает за нашу способность привязываться и любить.*

Второй важный элемент – вы не поверите – отношения с ближними. Лимбическая система отвечает за нашу способность привязываться и любить.

Когда она возбуждена, человек страдает от подозрительности, навязчивого недоверия, сердечной холодности и замкнутости. Когда же эта система успокаивается, человек снова видит всех добрыми, всем верит, открывается и образует прочные дружеские и родственные связи. Но не только подкорка влияет на наше поведе-

> *Тот, кто учится быть добрым, щедрым, спонтанным, искренним, успокаивает свой эмоциональный мозг и в ответ получает от него свободу от навязчивых страхов и агрессивной одержимости.*

ние – поведение также способно изменить нашу нейрофизиологию! Тот, кто учится быть добрым, щедрым, спонтанным, искренним, успокаивает свой эмоциональный мозг и в ответ получает от него радостный фон настроения, уверенность в себе и своём будущем, свободу от навязчивых страхов и агрессивной одержимости.

Гормональный баланс

Последней важной составляющей здоровой лимбической системы является здоровый гормональный баланс. Здесь очень важную роль играют надпочечники, щитовидная железа и эпифиз. Первые две отвечают за уровень энергообеспечения. Их полноценную работу можно поддерживать правильным питанием, умеренными физическими нагрузками, дозированными температурными стрессами, такими как закаливание и сауна. Третья железа отвечает за выработку мелатонина, который управляет структурами лимбической системы, обеспечивающими смену сна и бодрствования. Именно поэтому с нарушением сна падает настроение, жизнерадостность, способность сосредотачиваться, наслаждаться и творить.

Всем, кто ищет спокойствия, радости и высокой работоспособности, надо сосредоточиться на восстановлении своей лимбической системы.

Поэтому всем, кто ищет спокойствия, радости и высокой работоспособности, надо сосредоточиться на восстановлении своей лимбической системы. Вы не можете любить, творить и радоваться вовсе не потому, что у вас плохой характер, или из-за того, что вам не повезло с начальником или членами семьи. Проблема – в здоровье вашего эмоционального сердца – структуры, спрятанной в сердцевине мозга.

Нужно научиться вовремя замечать и гасить воспаление лимбической системы. Тогда огромное количество негативных событий вашей жизни станут нейтральными, а сети болезненных воспоминаний вкупе с навязчивыми мыслями – легко разрушимыми и бессильными перед вашим несокрушимым оптимизмом! И всегда помните, что счастье и здоровье – это две стороны одной медали. На ней написано: «За умение заботиться о своём уме и духе».

ЛЮБОВЬ, ВДОХНОВЕНИЕ И МОЛИТВА

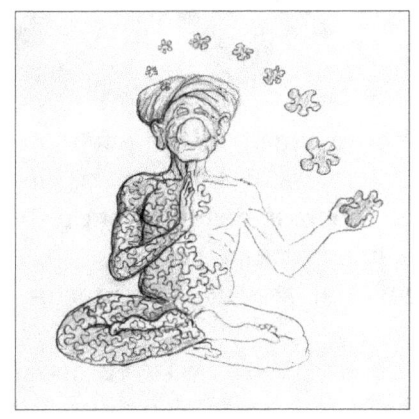

Господи, дай нам Вдохновение,
ибо Вдохновение – это Молитва.
                    Пауло Коэльо,
                    «Подобно реке...»

Вы спросите: что общего у этих трёх, несомненно, важных явлений и какое отношение они имеют к медицине? Долгое время считалось, что подобные духовные понятия, играющие особую роль в социальных отношениях, напрямую не связаны со здоровьем и материальной деятельностью. Но последние открытия в области нейрофизиологии и оздоровления позволяют нам взглянуть на эти отношения с неожиданно новой точки зрения.

«Чудо» самоисцеления

Механизмы саморегуляции при правильном функционировании могут справиться практически с любой болезнью.

Установлено, что механизмы саморегуляции, которые включают в себя иммунную, гормональную и автономную нервную систему, при правильном функционировании могут справиться практически с любой болезнью. То есть потенциал к самоисцелению у нашего тела практически безграничен! Это доказывают факты спонтанного выздоровления безнадёжно больных и различные «чудесные» исцеления, о которых любят писать и говорить любители сверхъестественного – экстрасенсы, колдуны, шаманы... Но если бы реальные факты исцелений, которые они рекламируют, стали результатом их собственной энергии, то процент исцелённых оказался

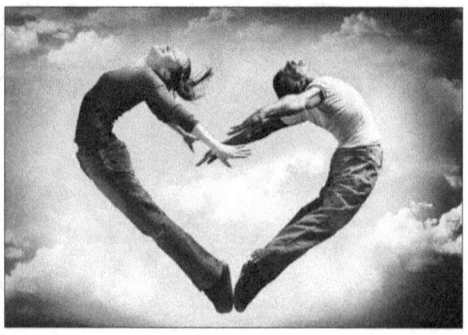

бы значительно выше, а медицина просто отпала бы за ненадобностью! К сожалению, «чудо» этих целителей лишь в том, что иногда им удаётся включить ту самую заблокированную систему самоисцеления – после чего чудо совершает сам организм.

Почему же такой чудесный механизм не всегда работает, точнее, почти никогда не работает как надо?

Хронический стресс, накапливающийся в глубинах подсознания, блокирует механизмы самоисцеления.

Оказывается, и это тоже установленный факт, именно хронический стресс, накапливающийся в глубинах подсознания, блокирует механизмы самоисцеления. Отсюда проистекает интерес учёных к подсознанию и психологии. Исследователи мучительно ищут волшебный «ключик», которым можно будет выключать стресс и восстанавливать способность к саморегуляции и самоисцелению. И вот тут мы постепенно приближаемся к самому главному.

«Высший орган» системы саморегуляции

Центральной частью, высшим органом этой системы саморегуляции и самоисцеления является небольшой участок в сердцевине мозга – та самая лимбическая система, о которой мы уже говорили. Здесь находятся центры положительных и отрицательных эмоций, так называемые центры «ада» и «рая». Здесь же находятся центры управления всеми жизненно важными функциями организма. Установлено: эта часть мозга воспаляется при хроническом раздражении негативными эмоциями, что заметно при специальной фотонной томографии мозга (SPECT). Такое воспаление приводит к дальнейшему искажению восприятия мира в негативном направлении. То есть лимбическая система

> *Исследуя лимбическую систему, учёные вживляли электроды в участки головного мозга животных. Нажимая на педаль, животное подавало импульс в то или иное образование лимбической системы. Оказалось, что если раздражались «центры удовольствия», то животное нажимало на педаль до восьми тысяч раз в час, забывая о еде и питье!*

повреждается негативными эмоциями, а её воспаление и повреждение ведёт к восприятию мира через «чёрные очки». При этом нарушается не только эмоциональный контакт с внешним миром, искажаются также процессы внутренней саморегуляции, блокируя наш чудесный потенциал к самоисцелению!

Что исцеляет лимбическую систему

А вот теперь – главное. Что же исцеляет лимбическую систему? Оказывается, главным стабилизирующим фактором являются лимбические связи – связи между членами семьи! В первую очередь – между родителями и детьми, а также дружба и настоящая любовь (а не просто секс!). Чем прочнее и глубже эти связи, чем выше степень доверия и уверенности в себе и ближних, тем легче гаснет воспаление в лимбической коре, тем быстрее человек выздоравливает.

> *Чем выше степень доверия, тем легче гаснет воспаление в лимбической коре, тем быстрее человек выздоравливает.*

Вторым важным «лекарством» для нашей подкорки является альфа-ритм. В большинстве случаев мозг в состоянии бодрствования находится в состоянии бета-ритма. Альфа-ритм включается, когда мы закрываем глаза в расслабленном состоянии. Но хронический стресс и поток автоматических негативных мыслей нарушают этот ритм, не дают ему возникнуть даже в покое, что ведёт к раздражению и воспалению лимбических структур. Как же увеличить долю целебного альфа-ритма? Выяснилось, что такой ритм возникает, когда человек самозабвенно погружается в созерцание красоты, в творчество, в медитацию, в самопознание, в молитву. В процессе этого «в-дух-новения» мозг и наполняется живительным «духом» альфа-ритма!

Работая над постижением гармонии в мире, мозг вносит гармонию в самого себя, а через это исцеляется и лимбическая система, и иммунная, и сердечно-сосудистая, и всё тело.

Это и есть та самая панацея – универсальное лекарство от болезней, которое безуспешно искали снаружи, а оно «вот, внутрь вас есть». Так что, если хотите быть здоровыми, творите вдохновенно, погружайтесь в медитацию, самопознание и молитву, любите своих близких, и всё остальное приложится вам!

БОЛЕЗНЬ И ВОЗРАСТ

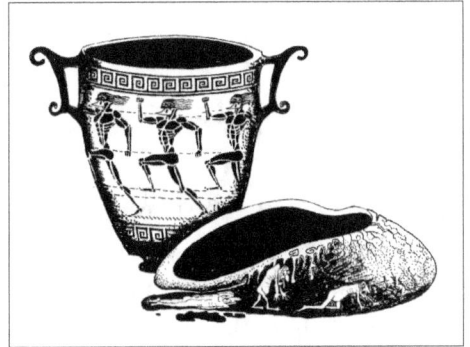

*Умереть в семьдесят лет –
это почти то же самое, что
умереть в колыбели.*

Из мудрости пеласгов

Мнимый диагноз

Я хочу вам рассказать об одном диагнозе – в кавычках. Вам наверняка не раз приходилось слышать что-то типа «Это у вас возрастное», «Это нормально в вашем возрасте» или «А что вы хотите в ваши годы?» Поверьте мне – это неправда! Не существует болезней от возраста, болезней от времени. Есть много людей, начинающих страдать ещё в молодости, и есть огромное количество людей бодрых и энергичных – несмотря на свой преклонный возраст. Если возраст – причина болезней, то почему он не спасает молодых и не косит всех старых наповал?

Дело в том, что есть два возраста. Первый – ваш календарный возраст. Он приносит только опыт, мудрость, знание жизни, душевную глубину. Второй – возраст болезни, который начинается с момента травмы, воспаления или прострела в пояснице от поднятия тяжести. В этот момент в организм и попадает семя болезни. Так она рождается, начинается её рост. Если вы примете меры и пресечёте её в самом зародыше, то ваш возраст будет по-прежнему независим от

*Ничто так быстро не старит
человека, как постоянная мысль
о том, что он стареет.*
Георг Кристоф Лихтенберг

болезни. Если же болезнь не ликвидирована, она начинает расти с каждым годом, а через несколько лет созреет и окрепнет настолько, что станет вмешиваться в вашу жизнь, беспокоить вас, и вы скажете: «Ну, вот и старость…»

«Долги», которые надо отдавать

Если вы заботитесь о своём теле, то оно с возрастом, как доброе вино, становится только крепче, послушнее, мощнее.

Если вы сами заботитесь о своём организме, расслабляете мышцы, принимаете лечебный массаж, регулярно упражняетесь, то есть отдаёте должное своему телу, то оно с возрастом, как доброе вино, становится только крепче, послушнее, мощнее. Но когда вы его только эксплуатируете, пользуетесь им, растрачиваете его энергию на свои нужды, не обращая внимания на предупредительные сигналы, то запас здоровья – ваш капитал – истощается и вы начинаете расплачиваться болезнями. Это как в банке. Допустим, вам дали заём на дом. Вы поселились, живёте в своё удовольствие и… не платите. Спустя время вам начинают присылать письма с требованиями и предупреждениями. Вместо того чтобы обратить на это внимание и принять меры, вы говорите: «Странное дело замечаю я – мой долг с каждым годом растёт! Наверное, это возрастное…»

Смешно? Да, но только потому, что все платят. А если бы не платили и рассуждали подобным образом, то ничего смешного не было бы. Все бы считали, что это от возраста и давали друг другу умные советы, как половчее прятать голову в песок!

Никто или почти никто не следит за своим питанием, не заботится о подвижности позвоночника и суставов – не говоря уже о стрессах, хроническом беспокойстве, депрессии, агрессивности. «Да это у меня характер такой…

Ничего так не следует остерегаться в старости, как лени и безделья.
Цицерон Марк Туллий

Да все так питаются… А пропади всё пропадом, сколько той жизни!» И потому задолженность организму у многих очень быстро достигает критической отметки уже в возрасте сорока-пятидесяти лет. «Деньги» заканчиваются, и вы начинаете расплачиваться своей «недвижимостью» – мышцами, суставами, сосудами, внутренними органами…

Первым делом проявляется мышечный спазм, который постепенно становится хроническим. Затем «зелёные побеги» мышечного спазма превращаются в жёсткий и негнущийся «ствол» дегенеративного артрита. Конечно, так происходит со временем, «с возрастом» – но это не ваш возраст, а возраст вашей болезни!

Как сохранить подвижность и здоровье

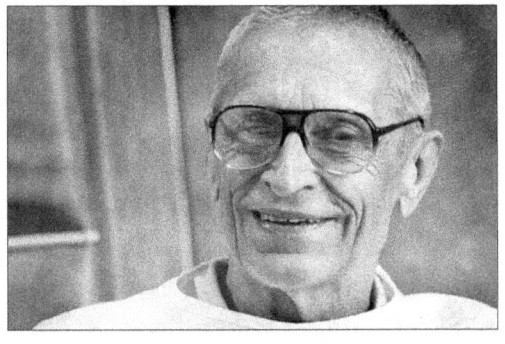

Можно ли предотвратить подобное развитие событий? Конечно! Необходимо только осознать, что нельзя «жить в долг». Нельзя всё время только брать и потреблять. Надо отдавать долги регулярно, каждый день – чем чаще, тем лучше, хотя бы понемногу. Не шевелится поясница и шея? Подвигайте плечами, коленями, ступнями. Не можете долго ходить? Ходите по дому, чуть-чуть, но несколько раз в день. Дайте мышцам нагрузку – они получат питание, окрепнут и начнут носить тело, независимо от того, сколько ему лет. «Не позволяй душе лениться!» – сказал поэт. Но и телу тоже нельзя давать лениться,

Дайте мышцам нагрузку – они окрепнут и начнут носить тело, независимо от того, сколько ему лет.

засиживаться, оставаться неподвижным… Под лежачий камень вода не течёт, а в «лежачем» теле не циркулирует кровь. Двигайтесь, если хотите быть подвижными!

Конечно, бывают состояния, когда вы запустили себя до такой степени, что самостоятельно двигаться невозможно или очень трудно. Тогда приходится обращаться к специалисту. Работа врача заключается в том, чтобы найти слабое звено в «крепости» вашей болезни. Освободить с помощью мягких целенаправленных манипуляций те мышцы и суставы, которые повреждены меньше всего. Это снимет напряжение с наиболее воспалённых и перегруженных суставов, дав им возможность расслабиться, восстановиться, зажить. Чтобы помочь процессу заживления, обычно используются также противовоспалительные лекарства и мази.

Если боль не уступает и попытки погасить пожар воспаления не приводят к успеху, на помощь приходят инъекции обезболивающих и противовоспалительных препаратов непосредственно в ключевые (триггерные) точки мышц или внутрь самих суставов. Обычно чем мощнее доза препарата, тем сильнее эффект – но тем больше и вероятность побочных эффектов.

Кардиохирург Николай Амосов дожил до девяноста лет, активно практикуя собственную систему упражнений.

В своей практике я предпочитаю иной путь – комбинацию минимальных доз препаратов различного механизма действия и сочетание разных видов инъекций с манипуляционной терапией. Это позволяет меньшей дозе лекарства проникнуть точно к повреждённому участку и произвести больший результат с минимальным побочным эффектом.

ЛЕКАРСТВО ОТ СТАРОСТИ

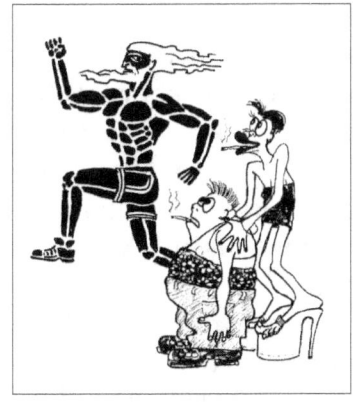

Тянись, пока хрящи не срослись!
Народная мудрость
о старости и молодости

Разве такое возможно? Что может остановить эту «ползучую бурю мелких недомоганий», слабости, недостатка энергии, желаний, памяти? Разве можно вернуть бодрость, лёгкость, жизнерадостность, которая била ключом в двадцать лет, – вопреки всем стрессам, печалям, потерям?

Конечно, того гормонального фона и той «звонкости» нейрофизиологических реакций достичь в полной мере, пожалуй, невозможно. Но давайте заглянем в свой опыт и опыт наших ближних. Каждый из нас время от времени испытывал прилив бодрости, лёгкости и восклицал: «Я сегодня чувствую себя, как мальчик!» Или произносил, глядя на женщину пожилого возраста, легко и элегантно выходящую из машины: «Никогда не скажешь, что ей столько лет...»

Видимые признаки молодости

В чём же секрет этой моложавости? По каким признакам мы оцениваем старость? В первую очередь – это степень подвижности суставов и осанка. Молодой человек, если он сутулится, кряхтит, завязывая шнурки, хромает и

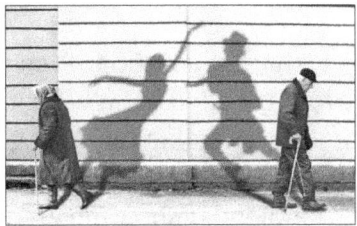

медленно поднимается по лестнице, невольно вызывает нелестную оценку – «прямо как старик». А вот пожилой, но подтянутый мужчина с упругой походкой, легко встающий со стула, плавно и красиво надевающий пальто, вызывает восхищённые взгляды окружающих. Как мы делаем свои выводы? Ведь нам неизвестен ни гормональный уровень этих людей, ни их генетический статус. Мы делаем заключение только на основе их подвижности. И это

Состояние мышц и суставов отражает состояние иммунной и гормональной систем. очень правильная оценка. Состояние мышц и суставов отражает целостное состояние организма и функциональный уровень нервной, иммунной и гормональной систем.

В молодости наши мышцы крепки, а суставы гибки – потому что их подпитывает хорошая циркуляция и высокий гормональный фон. А вот с возрастом происходит смена ролей. Здоровые мышцы и подвижные суставы подзаряжают нервную систему, поддерживают качественную циркуляцию, способствуют сохранению высокого уровня метаболизма, который не даёт «проседать» нашей увядающей гормональной «почве».

Посмотрите на людей, которые сохраняли или сохраняют подвижность благодаря своей профессиональной подготовке – Игорь Моисеев, Майя Плисецкая, Владимир Зельдин… Какая внутренняя бодрость, ясность мысли, точность реакции! И такие же качества вы обнаружите среди своих знакомых – пусть менее знаменитых, если только им удаётся сохранить лёгкость и подвижность.

Как бороться с дряхлостью?

Как же нам бороться с наползающей со всех сторон скованностью и бессилием? – спросите вы. Ну, во-первых, надо принять идею, что сохранение мышц и суставов – это не только возможность «лихо» встать, сесть, сходить в магазин или в театр. Это – универсальное лекарство от старости, которая подстерегает и

> *Мышцы получают пищу и растут, только если они работают. Кто не работает, тот не ест! Это закон не только социализма, но и нашего организма.*

ловит нас так неустанно и изощрённо, начиная с тридцати-сорокалетнего возраста!

Мышцы получают пищу и растут, только если они работают. Кто не работает, тот не ест! Это закон не только социализма, но и нашего организма. Чтобы суставы двигались легко и плавно, их должны окружать сильные, эластичные мышцы. А мышцы без пищи и кислорода становятся тяжкими веригами, сковывающими суставы, доводящими их до преждевременного изнашивания и разрушения. Таким образом, гибкость и подвижность являются следствием регулярной тренировки мышц. В этом и заключается тот самый «эликсир молодости»!

> *Старейшим человеком на Земле официально считается француженка Жанна Луиза Кальман, активно прожившая 122 года (1875-1997). При этом женщина в 85 лет начала заниматься фехтованием, а в 100 лет продолжала кататься на велосипеде!*

Самые важные «неизвестные» мышцы

В первую очередь, всё сказанное касается мышц, о которых многие и не слышали. Это не бицепсы, трицепсы и ягодицы, а так называемые каркасные или сердцевинные мышцы – те, что сплетаются в самой сердцевине вокруг позвоночника и поддерживают наш скелетный каркас. Именно они позволяют пожилому человеку буквально взлететь со стула и с офицерской осанкой пройтись эдаким щёголем! В то время как их недостаточность превращает, например, молодую женщину в сутулую грустную старушку… Для этих мышц мало регулярных походов в спортзал. Иногда даже наоборот – чрезмерное поднятие тяжестей и увлечение бегом на длинные дистанции ведут к их повреждению и преждевременному развитию болезней вместе со старостью.

Чтобы сохранить и укрепить важнейшие для организма каркасные мышцы, нужны специальные упражнения и зачастую определённые терапевтические воздействия, которые называются рефлекторной нейромышечной релаксацией. Простота и эффективность этого чудесного метода, уходящего истоками в глубину веков, удивительна. Так что если вы действительно хотите приостановить старость и даже дерзнуть вернуть себе молодость, то такая терапия может стать для вас одним из главных и самых действенных средств.

ЗАКАЛЯЙСЯ, КАК СТАЛЬ!

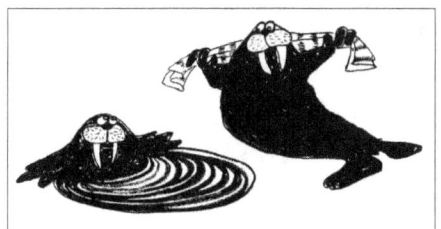

Чтобы тело и душа были молоды,
Были молоды, были молоды,
Ты не бойся ни жары и ни холода,
Закаляйся, как сталь!

В. Лебедев-Кумач,
«Спортивный марш»

Холод, который лечит

Жара и холод – баня и закаливание, холодные обливания – всё это действительно потрясающие средства оздоровления тела и освобождения психики от стрессов и депрессий! Именно с помощью таких процедур Суворов из хилого мальчугана превратил себя в великого полководца, который провёл целую армию зимой через Альпы.

> *Благодаря закалке Суворов стал из хилого мальчугана великим полководцем, который провёл армию зимой через Альпы.*

Легендарный Порфирий Иванов – автор системы физического и духовного оздоровления «Детка», изложенной на одной страничке в двенадцати пунктах, – с помощью холодных обливаний избавил себя от смертельной болезни и помог прийти к здоровью тысячам других. Он говорил: «Дорогие вы мои, все ваши болезни от *нежести* (так в оригинале! – *А. И.*) вашей: от тепла, от вкусной пищи, от покоя. Не бойтесь холода, он мобилизует, как нынче модно

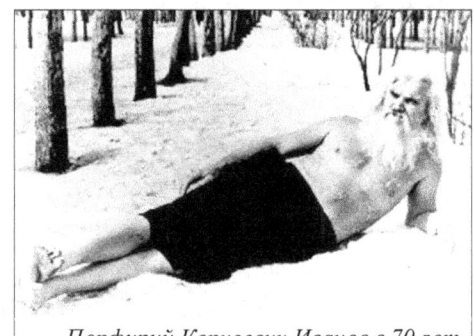

Порфирий Корнеевич Иванов в 70 лет

сказывать, защиту организма. Холод кидает в тело гормон здоровья. Пусть каждый покумекает, что ему важнее – дело или малые радости. На всё должна быть победа. Человек должен жить в победе, если её не получишь, грош тебе цена в базарный день… Зачем лечиться, когда можно и должно болезнь в тело не пускать!»

В чём сила холода?

Организм обладает способностью к сопротивлению и адаптации. Самый простой способ включить этот механизм – холод.

В чём же целебная сила холода? Организм обладает естественной способностью к сопротивлению и адаптации. Эта способность, как и любая другая, атрофируется, если её не использовать, не стимулировать, не тренировать. Главное звено нашего адаптационного механизма – включение выработки кортизона в надпочечниках. Надпочечник – одна из главных гормональных желёз, расположенная, как колпачок, на верхушках почек. Отсюда их название – НАДпочечники, а по-английски – адреналиновые железы (adrenal glands).

Что такое адреналин, объяснять не нужно. Каждый человек знает, что, когда мы нервничаем, мы выделяем адреналин. Это гормон стресса, включающий реакцию тревоги. Он учащает сердцебиение, повышает давление, готовит нас к драке или защите. Если его недостаточно, то включается второй гормон

Обнажённые по пояс йоги-респы устраивают уникальное соревнование в Гималаях при температуре -30 С. Они наперегонки высушивают на себе простыни, опущенные в ледяную прорубь.

надпочечников – кортизон. Тот самый кортизон (стероидный гормон), который иногда врачи используют для инъекций, чтобы подавить сильное воспаление в суставах или при бронхиальной астме – чтобы снять быстро удушающий отёк дыхательных путей. Оказывается, этот гормон может и должен вырабатываться нашим организмом. Самый простой и естественный способ включить описанный механизм – именно холод!

Что такое закаливание?

Закаливание – это научно обоснованное систематическое использование холода для повышения устойчивости организма.

Закаливание – это научно обоснованное систематическое использование холода для повышения устойчивости организма. При закаливании надо руководствоваться определёнными принципами, к числу которых относятся: постепенность, систематичность, учёт индивидуальных особенностей. Нельзя предъявлять слишком больших требований к неподготовленному организму – он может просто не справиться с ними. Соблюдение принципа постепенности особенно важно. Чтобы получить эффект от закаливания, необходимо постепенно усиливать нагрузку и ни в коем случае нельзя прерывать ежедневные мероприятия! Закаливание лучше всего начинать с водных процедур.

Различают три фазы реакции организма на действие пониженной температуры воды. Первая – повышенный спазм сосудов кожи. Вторая – в связи с адаптацией к низкой температуре воды происходит расширение этих же сосудов, кожа становится красной, снижается артериальное давление, активируются клетки надпочечников, которые вырабатывают кортизон. Эта фаза характеризуется улучшением самочувствия, увеличением активности.

Люди, хоронившие Порфирия Иванова, единодушно утверждают, что его тело, пролежавшее три дня до погребения, не имело трупного окоченения, а цвет кожи был золотистым, как при жизни.

Третья фаза, если вы «переборщили» с холодом, неблагоприятная – исчерпываются приспособительные возможности организма, возникает спазм сосудов, кожа приобретает синюшно-бледный оттенок, появляется озноб… При систематическом использовании водного закаливания первая фаза сокращается и быстрее наступает вторая. Самое главное, чтобы не наступила третья фаза!

Вода как идеальное средство закаливания

Вода действительно является идеальным средством закаливания. Её преимущество перед другими способами закалки заключается в том, что водные процедуры легко дозировать. Принцип постепенности легче всего соблюсти, если использовать местное (частичное) закаливание. Не стоит начинать закаливание с обливания всего тела. Лучше всего замораживать сначала только ноги, причём каждую ступню по отдельности. При этом надо проследить за своевременным появлением покраснения кожи. Если такая реакция запаздывает, надо способствовать её наступлению тщательным растиранием кожи полотенцем «до красноты». Чем холоднее вода, тем короче должно быть время её соприкосновения с телом. Когда закаливание ступней ног станет привычной и приятной процедурой, можно постепенно подключить обливание других частей тела – сначала рук до локтя, затем до плеч, потом обливание затылка и шеи, и уже когда это всё станет легкодоступным и комфортным – можно обливать лицо, грудь, спину и бёдра.

После того как этот этап освоен, можно попытаться перейти к интенсивным методам закаливания. К ним относят любые методы, при которых возникает хотя бы кратковременный контакт обнажённого тела человека со снегом, ледяной водой, воздухом минусовой температуры.

Как только вы подружились с холодной водой, вам ничего не грозит, если вы погуляете две-три минуты по снегу босиком или разотрёте снегом руки, шею, плечи.

Как только вы подружились с холодной водой, вам абсолютно ничего не грозит, если вы погуляете две-три минуты по снегу босиком или интенсивно разотрёте снегом руки, шею, плечи. Тот, кто однажды испытал радость интенсивного внутреннего согревания от закаливающих процедур, насладился глубоким сном на свежем воздухе, получил желанную свободу дыхания, тот уже ни за что не захочет расстаться с этим натуральным чудо-средством!

Противопоказаний для начального закаливания практически не существует, но, прежде чем переходить к интенсивным методам, лучше проконсультироваться с врачом (если он, конечно, сам практикует закаливание). Я полностью согласен с Порфирием Ивановым: «Человек должен жить в победе; если её не получишь, грош тебе цена в базарный день... Зачем лечиться, когда можно и должно болезнь в тело не пускать!»

Закаливание повышает сопротивляемость к инфекциям, подавляет воспалительные и аллергические реакции, разряжает нервную систему и повышает общий уровень энергии, метаболизма, активности. Поэтому оно полезна всем, у кого есть боли и тугоподвижность в суставах, аллергия, хроническая заложенность носа, тревожность, бессонница и депрессия. Не пускайте болезнь в тело. Научите тело вырабатывать «гормон здоровья». Живите в победе!

РАЗМЫШЛЕНИЯ О ПОЛЬЗЕ БОЛИ

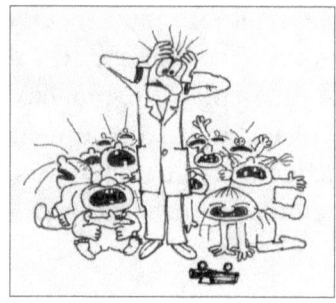

Хоть с болью жить, конечно, тяжело,
Ты всё же ниц не опускай чело –
В ней крик о помощи и к действию призыв,
Себя поймёшь ты, смысл её открыв!

«Плачущий ребёнок» внутри нас

Ноющая, дёргающая, тянущая боль. В ноге, в руке, в спине… Не отстающая ни днём, ни ночью. Вроде бы утихает, утихла на час-другой и вот уже снова, как плачущий ребёнок, хнычет, стонет, тянет, дёргает. Хочется избавиться от неё раз и навсегда!

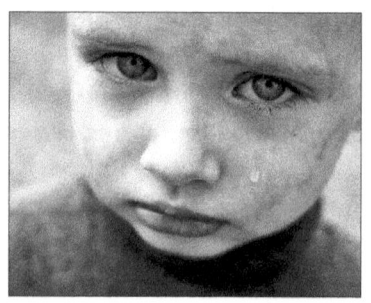

Конечно, ребёнок – это святое. На него нельзя обрушивать свой гнев и агрессию. Но боль, казалось бы, иное, досадное зло, которое нужно уничтожить, убить, отрезать «к чёртовой матери». Однако, оказывается, боль – тоже голос ребёнка! Этот ребёнок – наше тело. Когда ему недостаёт нашего тепла и заботы, когда оно страдает от жажды и голода, оно сначала тихо хнычет, потом начинает нас дёргать, а затем воет само, заставляя выть и нас.

> **Боль – тоже голос ребёнка! Этот ребёнок – наше тело.**

Столь простая истина даётся нам с большим трудом. И частично виноваты в этом успехи медицины. Ведь если можно одной таблеткой излечить воспаление лёгких или инфекцию в почках; избавиться от жара, удушья, боли и даже смерти, то почему бы не решить вопрос с болью так же радикально?

Надо ли заглушать голос тела?

Но вот вопрос: если боль – голос тела, то чего мы добьёмся, заглушив этот голос? Это как ребёнка придавить подушкой – помните страшный рассказ Чехова? Если мы, вместо того чтобы смотреть на боль как на врага, как на злую собаку, посмотрим на неё как на страдающего ребёнка, если постараемся забыть обо всех своих заботах и идеях, о магических таблетках и чудотворных докторах, занявшись только служением и состраданием своему больному телу, то оно очень скоро начнёт проявлять встречное взаимопонимание!

> *Мысль о боли мучит нас не меньше самой боли.*
> Сенека

> *Чтобы успокоить ребёнка, надо его накормить. Пища для тела – кровь, поэтому при нарушении кровоснабжения возникает очаг боли.*

Чтобы успокоить ребёнка, надо его накормить, успокоить, убаюкать. Пища для тела – кровь. Там, где нарушается кровоснабжение, возникает очаг воспаления, очаг боли. Таким путём повреждается сердце при инфарктах. Для того чтобы устранить блок в сосудах сердца, в тесный сосуд ставят расширяющий стент – и сердце снова работает без боли!

Способы взаимодействия с источниками боли

Но как быть, когда болит рука, нога, голова? Куда ставить стент? Где искать сужение, зажим, блок? В интегральной медицине есть ответ на этот вопрос. Это – спазмированные глубокие мышцы, затылочные и околопозвоночные. Если у вас болит голова, приложите на десять минут лёд на затылок, а затем аккуратно растяните мышцы затылочных бугров. Только помните, что вы не пытаетесь их раздавить и задушить, а, наоборот, стараетесь успокоить и убаюкать, как ребёнка, – и вы почувствуете разницу.

Труднее, когда защемляются мышцы, окружающие нервные корешки в позвоночнике. Тогда необходимо терпение и внимание, чтобы выбрать правильное положение для покоя, правильный способ перехода из одного положения в другое. При движениях надо постоянно заботиться о защите больной части тела, как о хрупком ребёнке. Тогда боль начнёт отступать. Правильный подбор лекарств может значительно облегчить этот процесс. Причём такое поведение пациента многократно усиливает эффективность медикаментозного и физиотерапевтического лечения.

Чтобы тело не болело

Что делать, чтобы тело не болело? Заветное желание, манящая мечта каждого психически здорового человека! Но проблема в том, что, ставя этот вопрос, мы заранее жаждем «каверзного ответа». Типа – что бы такого съесть, чтобы похудеть. В самом деле – как бы так покомфортнее устроить жизнь, чтоб отгородиться от болезней и сейчас, и завтра, и на веки веков? Но… такого не бывает. «Если не бегаешь, пока здоров, побегаешь, когда заболеешь», – говорили древние греки. Перефразируя их, можно сказать: «Не хочешь страдать завтра, научись страдать сегодня».

> *Нет тяжелее работы, чем работа над болью.*
> Кэтрин Прайс

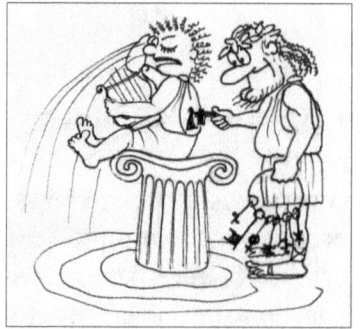

Необходимо приложить усилия, чтобы тело не болело! В Евангелии об этом так: «Царство Небесное усилием обретается, и лишь утруждающие себя достигают Его». Если после этих слов

вы придёте к нужному вопросу: «Какие же усилия я должен приложить, чтобы освободить своё тело от немощи и хвори?», то ответ найдётся сам собой. Но он будет неутешителен и прозвучит
примерно так: «Солнце, воздух и вода – наши лучшие друзья!».
Добавим сюда ещё движение плюс разумно ограниченное питание
– и рецепт здоровья вместе со счастьем практически готов. Можно
конкретнее: фитнес, стретчинг, бег, на крайний случай – ходьба. А
также плавание, баня, закаливание и йога. И, конечно, побольше
свежего воздуха и здоровой живой пищи. Это просто. Но подходит
не для всех…

Для ленивых существуют искусственные заменители добро-
вольных страданий. Массаж, физиотерапия, иглоукалывание, манипуляционная терапия суставов. Вам причиняют небольшую
боль профессионалы – для того чтобы ваше тело в ответ выбро-
сило нужные противовоспалительные и сосудорасширяющие гормоны, включилось в режим самоисцеления. Если вы чувствуете,
что вам не по силам преодолеть земное притяжение своей тяжкой
плоти, обращайтесь за помощью к специалистам. Но даже и в этом
случае вам необходимо запастись терпением и настроиться на то,

*Скорбеть научись.
Блаженствовать
и дурак может…*

что часть работы вам всё равно придётся
выполнять самостоятельно. Как ни верти, а
чтобы тело не болело, придётся следовать
завету писателя Вени Ерофеева: «Скорбеть
научись. Блаженствовать и дурак может».

Интегральный подход к устранению боли

Интеграция означает объединение. Интегральная медицина –
это объединение усилий врача и пациента, внешнего лечения и
внутренних процессов самоисцеления. Объединение различных
методов лечения – медикаментозных, мануальных, рефлекторных,
двигательных. Соединение технологии Запада и тысячелетней
мудрости Востока. Всё это помогает нам нащупать самый узкий
участок – место сдавления, стеснения, зажима – и путём систем-

ной декомпрессии освободить ущемлённый корешок, устранить мышечный спазм, восстановить циркуляцию. Такой подход закономерно ведёт к затуханию воспаления естественным путём и постепенному выздоровлению с полным освобождением от боли.

Так что, если вас допекла хроническая или острая боль, прежде чем кидать на неё весь болеутоляющий арсенал, постарайтесь понять её, услышать голос вашего тела и подчинить свою жизнь на время, целиком и полностью служению не делу, а телу! А если вам это не удаётся, если вы не можете найти с ним общий язык, то обращайтесь за помощью к специалистам – тем, кто этот язык понимает и может научить вас быть со своим организмом в интегральной гармонии.

КАК ИЗБАВИТЬСЯ ОТ БОЛИ?

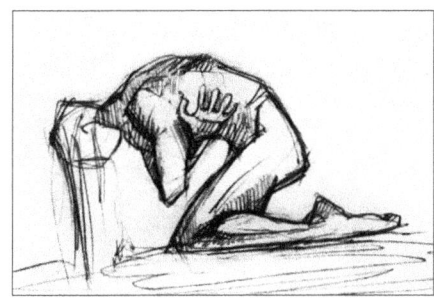

*Все сигналы в нашем теле
Выполняют роль,
И важнейший в этом деле –
Как ни странно – боль!*

Что такое боль

Самый короткий путь уменьшить боль – это принять её. Абсурд? Отнюдь нет. Подумайте сами. Боль – это сигнал, что вы сделали что-то не так – съели, подняли, понервничали… Организм на вас «обиделся» и посылает вам чёрную метку – «остановись и изменись». Если вы, вместо того чтобы прислушаться и остановиться, рвётесь на красный свет, «санкции» только ужесточаются! Чем сильнее вы давите на боль, настаиваете на своём, хотите от неё избавиться, тем сильнее она вас окружает и сдавливает. Единственный правильный и короткий путь уменьшить боль – признать право боли на существование. То есть принять её как разумный механизм, ограничивающий наше безумие, как закон, противостоящий нашему беззаконию. Это, конечно, обидно. Ведь каждый считает себя мудрым, добрым и справедливым. Но лучше не спорить с природой, как не спорят, например, с налоговой инспекцией. Природа на то

> *Лишь через боль можно обрести силу. Боль – величайший учитель, испытание, приносящее высшую награду.*
> *Путь Лилит*

> *Единственный правильный и короткий путь уменьшить боль – признать право боли на существование.*

и «мать наша», что ей всегда виднее, что для нас хорошо, а что плохо.

Наверное, мои рассуждения для кого-то прозвучат как антиреклама. Вот, мол, специалист по борьбе с болью вместо желанной свободы от неё предлагает сдаться ей в добровольное рабство. Нет, не предлагаю. Я просто предлагаю не наступать на грабли в сотый раз, когда уже на лбу нет живого места! Хотите, чтобы боль ушла – не толкайте её, не кричите на неё. Этот простой шаг является первым (и, пожалуй, самым главным) болеутоляющим средством. Надо научиться не воевать с организмом, а прислушиваться к нему и приспосабливаться.

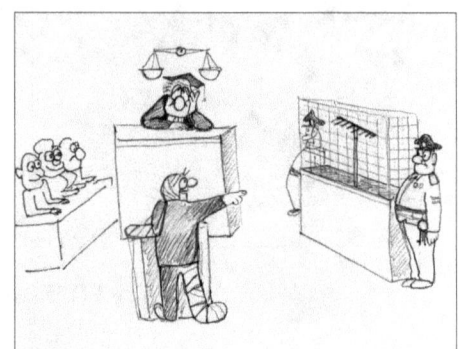

Компромисс с болью

Тот, кто страдал от нестерпимой головной боли, зубной боли, боли в пояснице, знает, что в самой беспросветной боли бывают просветы. Но именно от нас зависит – увеличить эти просветы или сократить. Когда больной терпеливо ищет компромисса с болью и своим телом, в момент облегчения он успокаивается, утихает его пульс, снижается уровень стресса, расслабляются мышцы, включается глубокое дыхание, которое, как насос, откачивает от воспалённых участков отёк, давящий на нервные окончания. Это ведёт к тому, что улучшается микроциркуляция и питание тканей, а значит, угасает воспалительная реакция – движущая сила боли.

> *Когда больной ищет компромисса с болью, он успокаивается, включается глубокое дыхание, которое откачивает от воспалённых участков отёк, давящий на нервные окончания.*

Но если больной вовсе не ищет просвета, не принимает компромисс, а жаждет полной победы над болью, то он попадает в замкнутый порочный круг. Он не даёт своему пульсу и дыханию утихнуть. Его «разум возмущённый» кипит и подливает масло в огонь стресса и воспаления. Тогда на смену короткой передышке приходит настоящее цунами боли, от которого единственное спасение – скорая помощь и госпиталь…

Устранение реальных причин боли

Я понимаю, что это звучит неутешительно. Ведь бывают ситуации, когда боль в животе или сердце может быть жизненно опасной, и если на неё не обратить внимания, то потом уже некому будет с этой болью ни смиряться, ни бороться. Конечно, при таких приступах необходимо немедленно обращаться за медицинской помощью.

> *Если ты проснулся и у тебя ничего не болит, наверное, ты умер.*
> *Английская пословица*

Но даже и в подобных критических ситуациях умение не поддаваться панике и понимать, что организм не убивает нас, а кричит о помощи, значительно увеличивает шансы на выживание.

Разумеется, когда пациенты обращаются в наш офис, мы не ограничиваемся лишь подобного рода «психотерапией». У нас есть более эффективные способы услышать требования боли и адекватно ответить на них. Например, спазмированная мышца, давящая на нервные окончания и перекрывающая доступ крови и кислорода, легко расслабляется при правильном нейромышечном массаже или лазерной рефлексотерапии. Ущемлённый корешок, придавленный выпятившимся диском, отзывается с радостью на точно направленную мануальную осевую декомпрессию, которая даёт ему желанную свободу. Мышцы, измученные обездвиженностью и обескровленностью, получают долгожданную подвижность и питание в результате специальных осевых упражнений, после чего дают организму в благодарность свободу от хронической боли.

Главное – не насиловать саморегулирующийся биологический компьютер, который использует тяжесть, дискомфорт и боль как различные языки общения с нашим сознанием. Постарайтесь вслушиваться в этот «шёпот и крик», правильно интерпретировать и своевременно, адекватно отвечать на его запросы. Это – самый простой и самый эффективный способ продуктивного взаимодействия с болью.

ЧТО ЛЕЧИТЬ?
ИЛИ – ЧЕМ ЛЕЧИТЬ?

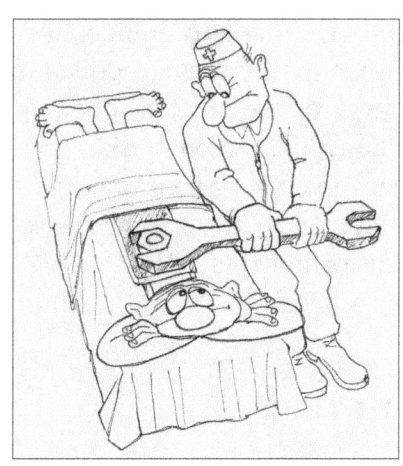

Как лечить, а не калечить,
Избавляя от проблем?
Это можно обеспечить,
Если «Что» важнее «Чем»!

– Как вы себя чувствуете?
– Значительно лучше. Только я не понимаю, как вам это удаётся… Я ведь делал то же самое в различных медицинских офисах – и манипуляции, и массаж, и иглоукалывание, и физиопроцедуры – без толку! А здесь после двух визитов шея вращается, как у молодого!

«Чем» или «что»?

> *В нашем центре мы сосредоточиваем внимание не на том, ЧЕМ лечить, а на том, ЧТО лечить.*

Выше я привёл довольно типичный диалог в нашем восстановительном центре. Дело в том, что мы сосредоточиваем своё внимание не на том, ЧЕМ лечить, а на том, ЧТО лечить. Поясню на примере. У меня в начале моей карьеры был коллега, с которым мы часто лечили пациентов совместно. Я его спрашиваю:

– Михалыч, что будем лечить?

Он отвечает:

– Сначала попробуем массаж и ультразвук.

Я говорю ему:

– Ты не понял. Я спрашиваю, не ЧЕМ лечить, а ЧТО мы лечим?

– Ну, если не пойдёт на ультразвуке, попробуем иголки с электростимуляцией…

Короче – полный «нихт ферштейн»! И это не его личная проблема. Такая установка была широко распространена, особенно в области физиотерапии. К сожалению, этот же подход и сейчас превалирует в большинстве лечебных центров Америки. В основе его лежит вера в то, что лечит метод сам по себе – таблетки, иглоукалывание, компьютер «Матрикс», кровать «Сераджем»», компьютерные столы для вертебральной декомпрессии «ВАКС-Д»…

Лечение «методом тыка»

Выходит, нередко лечат не то, что болит, а так, как удобней: тем, что под рукой, тем, во что сами верят. Как в анекдоте про мужика, который ищет под фонарём ключи, которые потерял где-то в темноте: «А что ж ты их ищешь здесь?» – «А здесь светлее».

Если один метод не помог, надо попробовать другой. Что-нибудь да сработает. И часто ведь помогает! Почему? Дело в том, что организм устроен «по-умному» – он сам стремится к здоровью, как тяжёлая телега вниз с горы. И

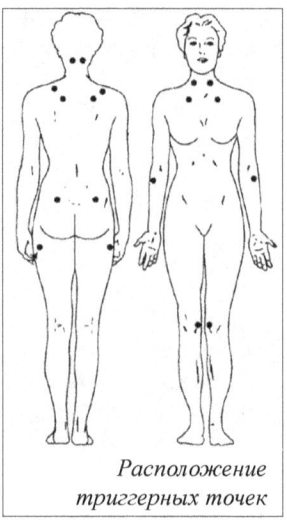

Расположение триггерных точек

если этого не происходит, значит, телега где-то застряла, наткнулась на камень или попала в яму колесом. Часто, чтобы её вытолкнуть, достаточно любого внешнего толчка, которым может стать электростиму-

> *Наш организм устроен «по-умному» – он сам стремится к здоровью, как тяжёлая телега вниз с горы.*

ляция, массаж, просто покой. Но если она крепко засела, то тут уже бессмысленное дёрганье и неразумное усердие может привести к тому, что она застрянет надолго!

«Кнопочки» организма, и как их нажимать

К нам в офис чаще всего приходят пациенты, не нашедшие «ключа под фонарём». Их подёргали, постимулировали, пококоли – те, кому помогло, отсеялись, а кого «засосала опасная трясина» – к нам. Вот здесь и начинается системное освобождение и мануальная декомпрессия. В каждом случае мы находим именно те индивидуальные блоки и камни преткновения, которые не дают оздоровлению пациента «покатиться под горку». Мы анализируем каждый сустав, каждую мышцу и выявляем в них триггерные (пусковые) точки. Эти точки подобны клавиатуре компьютера. Если на них нажать правильно, то включится правильная программа. Проблема только в том, что «клавиатура» эта немного разбита и кнопки то не поддаются, то западают. Требуется особенное чутьё и опыт, чтобы нажать их в правильном направлении и с нужной силой. Если это удаётся, то мышцы расслабляются и создаются условия для осторожной декомпрессии, освобождения ущемлённых корешков и нервов.

Мы находим пусковые точки организма, которые при правильном нажатии включают правильную программу.

Если же на «кнопку» нажать неправильно, то мышца или не расслабляется, как это бывает при лёгком поверхностном массаже, или заклинивается наглухо, как случается при жёстких манипуляциях. Вот почему такая терапия как обоюдоострый меч, который может помочь, а может и навредить.

Термин «триггерная точка» был введён в 1942 году доктором Джанет Тревелл. Название объясняется тем, что при нажатии на такую точку может появляться резкая боль, как при нажатии на курок и выстреле, поражающем цель.

Помните: чтобы улучшить своё здоровье, а не навредить ему, очень важно иметь дело с квалифицированными специалистами, обладающими высокой профессиональной подготовкой и, сверх того, природными способностями к тонкой и сложной терапии. Только они смогут найти ваши индивидуальные болезненные точки, нажать их так, чтобы вам стало лучше, чтобы ваш организм, как по маслу, покатился к здоровью!

МЕТАБОЛИЗМ, ВОДА, ВИТАМИНЫ, КИШЕЧНИК

ПАНАЦЕЯ

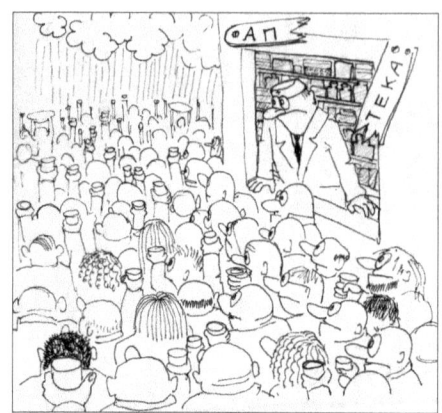

Про воду сказано немало,
Добавить можно лишь одно:
Чтоб жизнь твоя
                «сухой» не стала,
Пей «за здоровье» не вино!

Панацея – это, в переводе с греческого, лекарство от всех болезней. Так называли богиню исцеления, а затем по её имени стали называть воображаемое универсальное средство, с помощью которого можно побеждать все болезни. Конечно, в реальности такого нет и – как вечного двигателя – не может быть в принципе. Но тем не менее многим лекарствам приписывались подобные свойства, особенно в период первоначального опьянения от успехов фармакологии. Так было в эпоху открытия антибиотиков, затем гормонов. Каждый раз ошеломляющие успехи на первых порах возрождали иллюзию – ещё чуть-чуть, и наука подарит нам универсальное лекарство от всех болезней, от старости, а может, даже от смерти! Но время шло, пыл утихал, практика приносила неутешительные известия о негативных побочных эффектах, и человечество на время успокаивалось, чтобы вновь воспрянуть при новом открытии, при новом названии...

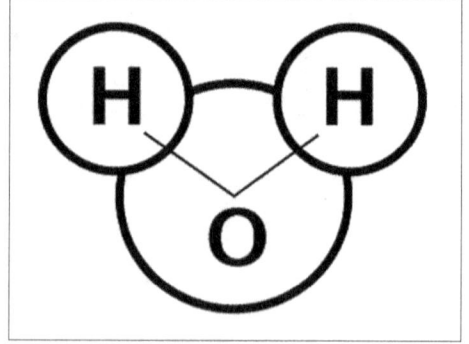

Панацея, которая… давно открыта

Но что значит новое, как не «хорошо забытое старое»? Представьте себе лекарство, которое лечит головокружение и головную боль, простуду, синусит, бронхит, помогает при гипертонии и диабете, вялости кишечника и проблемах мочеиспускания, исцеляет воспаление суставов и судороги в мышцах. При этом оно не имеет абсолютно никаких побочных эффектов, кроме побочных положи-

> *Существует лекарство, которое не имеет никаких побочных эффектов, кроме положительных реакций со стороны органов и систем, а также общего продления жизни.*

тельных реакций со стороны других органов и систем, а также общего продления жизни при сохранении её качества на более высоком уровне! Согласитесь, что такое лекарство каждый не отказался бы принимать, даже если бы оно было дорогим (или, точнее, особенно если бы оно было дорогим). «К сожалению», это лекарство совершенно недорогое и даже не нуждается в рецепте врача и походах в аптеку. Это древнее, как мир, средство – чистая вода!

Почему же мы ничего раньше не слышали об этих чудесных свойствах, спросите вы. И я не смогу вам ответить… Действительно, если это столь мощное средство, о котором знают все врачи, то почему такое универсальное «лекарство» не на слуху у всех? Почему о средстве, которое часто приносит облегчение раньше, чем установлена истинная причина болезни

> *В западной цивилизации первым, кто серьёзно начал использовать водолечение, стал в XIX веке немецкий католический священник Себастьян Кнайп, описавший свою систему в труде «Моё водолечение: средства для излечения болезней и сохранения здоровья».*

и начато специальное лечение, участковые врачи практически ничего не говорят своим пациентам? Почему в медицинских институтах и академиях не уделяют значительное место этому вопросу? Почему об этом не шумят падкие на сенсации журналисты? Почему, наконец, нет книг, посвящённых этой важнейшей теме?

Да, сплошные «почему»... Но всё же позвольте возразить: книги есть! Точнее, одна книга. И эта книга уже изменила отношение к воде в Америке на наших глазах.

Книга «Ваше тело кричит о жажде на разные голоса» («Your Body's Many Cries for Water») говорит о том, что очень многие симптомы – головокружение, скачущее давление, запоры, боль в мышцах, суставах и прочее – зачастую представляют собой видоизменённый сигнал жажды! Тело «просит» воду именно таким, изменённым образом, поскольку мы успешно научились игнорировать нормальный сигнал. Многие люди говорят: «Я не пью не потому, что не хочу, а потому, что не могу. Когда я заставляю себя, меня тошнит...» Да, тошнит, потому что организм уже переключился на неправильный, патологический путь. А этот путь ведёт в пустыню, в засуху – убивает возможность нормальной регуляции многих функций. Это порождает массу симптомов и даже болезней, с которыми невозможно справиться без восстановления правильного водного баланса.

Почему вода лечит

Например, при переходе в вертикальное положение у вас в глазах как будто отключается свет. Это следствие кратковременного нарушения мозгового кровоснабжения, наиболее частой причиной которого является пониженный объём крови вследствие скрытой дегидратации. В таких ситуациях организм обычно включает защитные механизмы, нацеленные на повышение кровяного давления – спазм сосудов, учащение сердцебиения, активизация ангиотензина («сосудосжимателя»), который вырабатывают почки. Спазм и сердцебиение являются триггерами (пусковыми кнопками) головной боли и боли в области сердца. Все эти неприятности легко устраняются при увеличении потребления воды до нормаль-

> *Никакое применение воды не может принести вреда, если оно исполняется правильно.*
> Себастьян Кнайп, «Моё водолечение»

ного уровня: количество унций воды в день равно вашему весу в килограммах. При этом артериальное давление нормализуется, а при гипертонии «со стажем» облегчается её контроль, то есть требуется значительно меньше лекарств.

Вторая, часто встречающаяся проблема – гастрит, изжога и запоры. Существует целый арсенал для лечения этих нарушений,

> *Вода восстанавливает нормальную работу кишечника, избавляет от хронических запоров, геморроя и колита, избавляет от изжоги.*

но всё что нужно – регулярный приём нескольких глотков воды. Каждые пятнадцать-двадцать минут, непрерывно, в течение каждого дня. Может показаться невероятным, но расстроенная функция желудка, включая кислотность, перистальтики кишечника и его регулярного освобождения восстанавливается в течение недели, максимум двух! Это, в общем-то, и понятно – так как смачивание стенок желудка успокаивает гиперсекрецию и её негативное воздействие на слизистую пищевода, а также самого желудка. В то же время постоянный поток из желудка в кишечник поддерживает и стимулирует перистальтику кишечника. Так что никакого чуда здесь нет. Чудо только в том, что это простое и очевидное средство не используется в должном объёме.

Дегидратация организма, и как её устранить

Упомянем и ещё об одном важном свойстве воды, впрочем, далеко не исчерпывающем список её полезных характеристик – воздействие на связки, мышцы, хрящи. Казалось бы, предположение, что дегидратация может вести к снижению эластичности соединительной ткани и её воспалению – слишком упрощённый, механистический подход. Но даже самая наивная биологическая статистика, известная школьникам, гласит, что с возрастом процент воды в организме падает, одновременно падает и подвижность суставов, увеличивается количество артритов, миозитов, радикулитов. Если это отнести на счёт простого совпадения, то никто уж точно не может отрицать увеличение мышечного тонуса, увеличение судорог и спазмов по мере усиления дегидратации. Поскольку связки являются продолжением мышц, а состояние суставов зависит от эластичности окружающих их мышц и связок, то нет смысла сомневаться в прямой связи воды и профилактики артрозов, артритов, остеохондроза и прочих дегенеративно-воспалительных заболеваний опорно-двигательной системы

Связки являются продолжением мышц, а состояние суставов зависит от эластичности окружающих их мышц и связок – поэтому нет смысла сомневаться в связи воды с профилактикой артрозов, артритов.

О том, как я лично убедился в целебных свойствах воды, я расскажу в следующей главе, пока же предлагаю вам удостовериться во всём сказанном на собственном опыте. Для этого начинайте день всего с нескольких глотков воды. Не обязательно выпить стакан – просто сделайте несколько коротких глотков. А затем добавляйте по несколько глотков каждые двадцать-тридцать минут так, чтобы поллитровая бутылочка заканчивалась за три часа. Если вы начнёте это «лечение», то почувствуете, что чем больше вы пьёте, тем больше вам хочется. Это будет признак, что ваш организм начинает работать нормально. Затем вы почувствуете, как нормализуется работа кишечника и мочевого пузыря. Вы будете ходить в туалет не чаще, а реже!

Когда ваше обезвоживание уменьшится хотя бы наполовину, вы почувствуете, как нормализуется артериальное давление, уровень холестерола и сахара в крови, увеличится эластичность суставов и связок, исчезнет головокружение и шум в ушах, реже будет болеть голова. В общем, появится полное ощущение, что вы нашли-таки волшебное средство от всех болезней – легендарную панацею!

ВИТАМИН «АШ–ДВА–О»

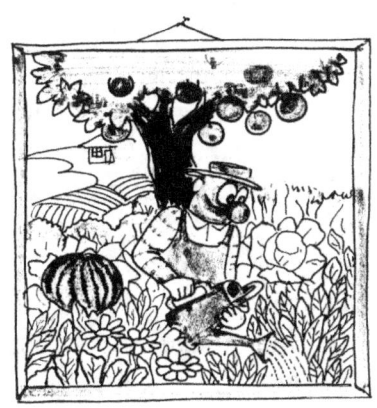

Вода, вода....
Кругом вода.
          Эдуард Хиль

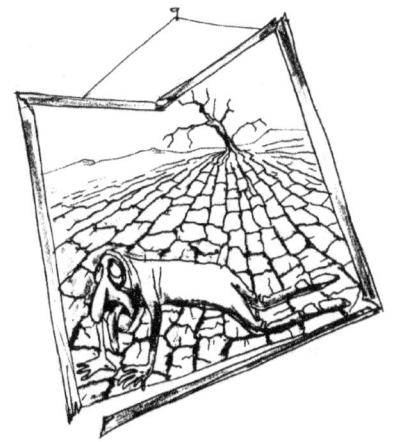

Потому что без воды –
И ни туды, и ни сюды!
          Василий Лебедев-Кумач

Да-да – речь снова пойдёт о воде. Опять о той же простой воде, которая, как известно, составляет больше двух третей массы нашего тела. О воде, из которой берёт начало жизнь и без которой эта самая жизнь очень скоро заканчивается! И тем не менее никто ещё не назвал воду витамином, несмотря на то, что она, наряду с кислородом, является главным жизненно важным веществом, что, в общем-то, и подразумевается под словом «витамины» – жизненно важные элементы.

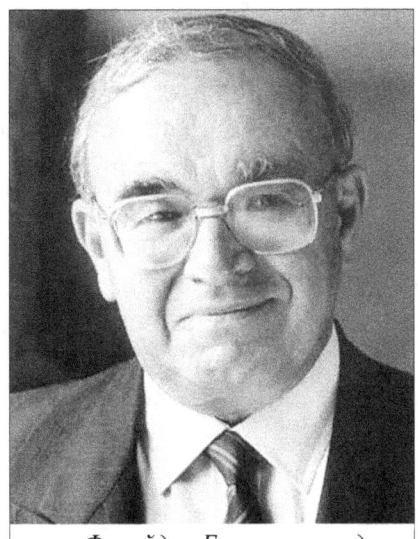

Ферейдун Батмангхелидж

Организм жаждет воду!

Мы уже говорили о книге «Организм кричит о жажде на разные голоса» («Your Body's Many Cries for Water»). Её автор, иранский доктор Батмангелидж, получивший образование в Европе, а затем переехавший в США, говорит, что многие симптомы являются всего лишь видоизменённым сигналом жажды. Организм требует воду! Всё это лишь некоторые способы, которыми тело пытается достучаться до нашего сознания.

> *«Не удовлетворяйте жажду медикаментами, – советует «Доктор Би», – ваш организм страдает не от болезни, а от обезвоживания».*

«Не удовлетворяйте жажду медикаментами, – советует «Доктор Би», – ваш организм страдает не от болезни, а от обезвоживания».

Я сам пришёл к этому выводу много лет назад после приступа головной боли. Работая в напряжённой обстановке и жарком помещении, я неожиданно почувствовал сильную давящую боль в висках. Подозревая начало наследственной гипертонии, я измерил давление. К моему удивлению, оно оказалось даже пониженным. Я выпил пару стаканов воды, и через десять-пятнадцать минут от неприятных симптомов не осталось и следа!

Когда, вместо восстановления водного баланса, человек принимает в такой ситуации таблетку, давление продолжает падать и почки, для сохранения своей функции, выделяют вещество, повышающее давление. Большинство гипотензивных таблеток блокирует этот фермент. Но организм имеет много способов защиты и включает другие пути самосохранения. Однако и человеческая «мудрость» не дремлет, на-

> *Когда в 1979 году вспыхнула иранская революция, доктор Батмангхелидж находился в Иране и был отправлен в тюрьму, где его собирались казнить по сфабрикованному обвинению.*
> *Однако тюремщики осознали, что он может быть полезен в качестве врача среди заключённых, и смертную казнь отменили. В тюрьме Батмангхелидж и сделал открытие лечебных свойств простой воды.*

> *Проблема, которую можно вовремя решить лишним стаканом простой воды, нередко оборачивается дополнительной порцией разноцветных химикатов.*

ходя способы, как его перехитрить.

В итоге проблема, которую можно было вовремя решить лишним стаканом простой воды, нередко оборачивается дополнительной порцией разноцветных химикатов...

Лекарства или... вода?

Прошу понять меня правильно: я не призываю к отказу от всех гипертонических лекарств. Это неразумно и опасно. Я за то, чтобы те, кто ещё не «сел» на таблетки, попытались не ломать свой организм, а помочь ему. А те, кто уже многие годы принимает лекарства, начали осторожно дополнять своё лечение «витамином H_2O» – другими словами, осторожно, постепенно, но ежедневно увеличивали приём воды.

Вполне возможно, что восстановление естественных механизмов водного баланса поможет им уменьшить количество медикаментов в своём рационе!

Незаменимая H_2O

Вода не только помогает организму регулировать давление и головную боль, но и уменьшает вероятность головокружения – особенно если оно возникает при переходе из горизонтального положения в вертикальное или при разгибании спины и шеи. Вода помогает поддерживать текучесть крови, предотвращая закупорки вен и нарушение циркуляции в артериях сердца и головного мозга. Вода восстанавли-

> *Медиаторами жажды являются гистамин и серотонин, отвечающие соответственно за боль и депрессию.*

вает нормальную работу кишечника, избавляет от хронических запоров, геморроя и колита, избавляет от изжоги… Регулярное орошение слизистой желудка и поддержание постоянного потока жидкости из желудка в кишечник за счёт приёма небольшого количества воды (каждые пятнадцать-двадцать минут) значительно снижает выделение стенками желудка кислотного сока и заброс его обратно в пищевод. В то же время попытка заглушить голос жажды (в виде изжоги) с помощью антацидов ведёт к воспалению слизистой, увеличению желудочной секреции и возникновению язвенной болезни желудка.

> *Попытка заглушить голос жажды (в виде изжоги) с помощью антацидов ведёт к воспалению слизистой, увеличению желудочной секреции и возникновению язвенной болезни желудка.*

Даже боль в суставах и мышцах, наряду с хронической усталостью, тоже могут быть следствием недостатка воды в организме. Уже установлено, что медиаторами жажды являются гистамин и серотонин, отвечающие соответственно за боль и депрессию. Поэтому, прежде чем заниматься самолечением, испытывать на себе таблетки, «которые помогли соседу», попробуйте просто удовлетворить потребность организма в воде!

Норма воды в день – ваш вес в килограммах, переведённый в унции. Например, для веса сто килограмм надо сто унций или три литра воды в день. Это шесть пол-литровых бутылочек чистой воды – по одной бутылке каждые два-три часа. Больше не надо, потому что есть опасность нарушения солевого баланса. Да и вообще, как говорят в Польше: «Цо занадто, то не здрово». Во всём важна мера. Попробуйте – и вы испытаете на себе живительную силу «витамина H_2O»!

СЕКРЕТЫ КИШЕЧНОГО ЛАБИРИНТА

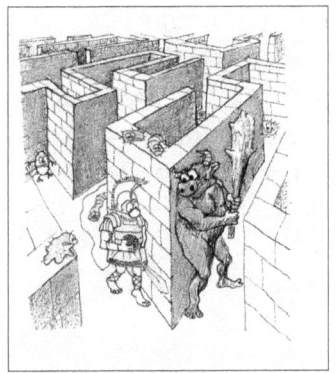

У каждого из нас внутри живёт «червяк»,
Он страшноват на вид,
но видимость – пустяк,
Куда важнее то, что сей червяк непрост:
Зависят от него здоровье, радость, рост!

Долгое время было принято шутить: дескать, любые болезни – от нервов. Однако сегодня мы начинаем осознавать, что все болезни – от кишечника!

Незаменимый «червяк» внутри нас

Сначала врачи заметили: у многих детей с синдромом дефицита внимания и аутизма наступает значительное улучшение состояния, когда удаётся устранить аллергические реакции кишечника на некоторые продукты. Затем была обнаружена тесная связь кишечника и так называемых аутоиммунных заболеваний, при которых собственная иммунная система разрушает суставы или нервные ткани. Связь кишечника и метаболизма со способностью расти

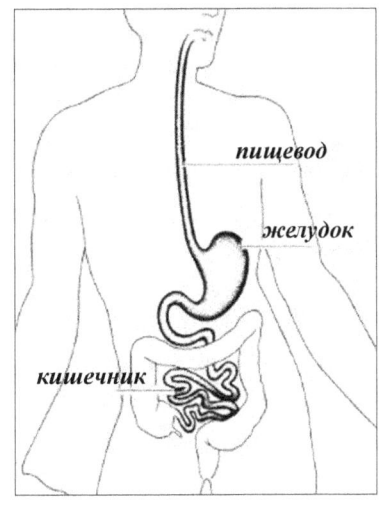

пищевод

желудок

кишечник

и развиваться известна давно, но в эпоху одержимости поиском магической пилюли даже эта связь была оттеснена на периферию медицинского сознания. Редкий гастроэнтеролог станет скрупулёзно выпытывать у вас, чем вы питаетесь и как регулярно освобождаетесь от поглощённого.

Однако в последнее время проблемы пищеварения, метаболизма, диеты начали привлекать всё более пристальное внимание врачей и учёных. В результате были сделаны несколько существенных открытий, которые проливают свет на колоссальную роль, которую играет наш неприглядный «червяк». Действительно, если приглядеться, кишечник похож на большую змею или червяка – на примитивные формы жизни, в которых на этой границе была сосредоточена вся «психика», то есть контакт с внешней средой, и вся самозащита, развившаяся впоследствии в иммунную систему.

Кишечник и его спутники

Более 80% лимфоузлов находятся в желудочно-кишечном тракте, здесь же производится около 90% серотонина, на основе которого и работают антидепрессанты.

Сегодня учёные обратили внимание – больше восьмидесяти процентов лимфатических узлов находится в желудочно-кишечном тракте, и здесь же производится около девяноста процентов серотонина – всем ныне известного «гормона счастья», на основе которого работает большинство антидепрессантов. При такой статистике не удивительно, что, если воспаляется кишечник, вспыхивает вся иммунная система, поглощающая огромное количество энергии. В результате человек испытывает резкий спад активности, усталость, тяжесть и боль в мышцах. А если присоединить сюда и падение серотонина, то сразу становится ясной картина депрессии и неврастении – нервное истощение, унылая безрадостность, усталость и боль, не утихающая ни на мгновение.

Но виноваты в этом не иммунная и гормональная системы, не сосуды и нервы, а самое глубинное нутро человека – кишечник!

Интересно, что часто имеет значение не только состояние стенок самого кишечника, но и здоровье тесно связанных с ним микроорганизмов – кишечной флоры. Эти «сапрофиты», которые перерабатывают и обезвре-

> *Общая длина кишечника взрослого человека составляет около четырёх метров при жизни и около шести-восьми метров в расслабленном состоянии после смерти.*

живают всякие токсины, а также вырабатывают антибиотики против болезнетворных возбудителей, оказывается, к тому же сами синтезируют витамины и гормонально-иммунные регуляторы. Выходит, кишечник не человеческий орган, а настоящий гибрид, кентавр!

Что в себя «кинешь», то и пожнёшь

Новые положения в медицине заставляют нас по-новому посмотреть и на то, что мы «кидаем» себе внутрь, и на то, чем отравляем не только себя, но и наших микроскопических соратников. Пища, богатая глютеном (клейковиной), всякие химически переработанные готовые и полуготовые продукты, разогреваемые в микроволновке, алкоголь низкого качества и токсичного количества, медикаменты, химикаты – всё это неминуемо ведёт к повреждению нашей защитной флоры, воспалению стенок кишечника, увеличению его проницаемости для токсических молекул. А это и есть воспаление кишечника, и через него – дальнейший воспалительный пожар по всей территории нашего организма!

> *Хронические болезни, включая опухоли, а также процесс старения – это разные формы воспаления, берущего начало в кишечнике.*

Прибавьте сюда ещё одно новое открытие – хронические болезни, сопутствующие старению, включая опухоли. Да и сам процесс старения по своей внутренней природе не что иное, как разные формы хронического воспаления. Получается, ключ к здоровью и сохранению молодости находится именно в недрах кишечного лабиринта.

Чтобы восстановить и сохранить правильную работу кишечника, необходимо внимательное отношение к диете, адекватное использование пробиотиков, кефира, умелое применение пищеварительных энзимов-ферментов, а также ограничение медикаментов только самыми необходимыми — с учётом их воздействия на пищеварение и микрофлору. Вот тогда ваш «лабиринт» никогда не заведёт вас в тупик, из которого потом столь сложно найти выход к здоровью!

ЧТО ЕСТЬ?

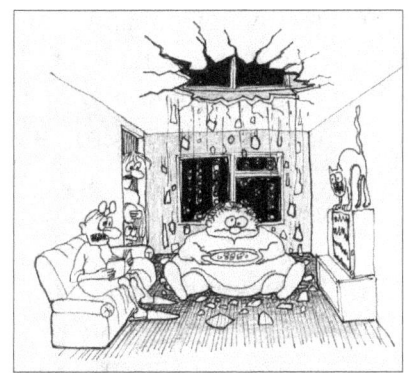

Обычный человек поест – и сыт,
А жадный взять побольше норовит.
Он, ненасытный, всё сгребает в рот,
Покуда смерть его не приберёт...
                                                                    Юсуф Баласагуни

«Человек есть то, что он ест» – гласит старая поговорка. А современная медицинская мудрость перефразирует это выражение иначе: «Скажи мне, что ты ешь, и я скажу кто ты!»

Американская ассоциация оздоровительно-омолаживающей медицины (American Association of Anti-aging and Regenerative Medicine) уделяет этому аспекту огромное значение. Почему медицина, которая долгое время оставляла подобные вопросы на периферии, вновь обратилась к этой извечной теме?

Все болезни от... еды?

Дело в том, что хронические болезни, от которых страдает шестьдесят-восемьдесят процентов пожилого населения, начинаются в молодости и не поддаются лечению таблетками. То есть симптомы и отдельные параметры временно нормализуются – давление, сахар крови, уровень холесте-

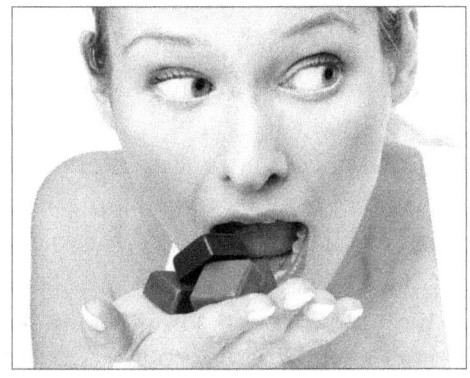

рола, – но выздоровления не происходит. Наоборот, с каждым годом эти цифры всё труднее вписываются в рамки нормы, а доза лекарств постепенно растёт.

> *Всё, что мы едим, определяет, от чего мы будем страдать, но может также избавить нас от нашего страдания.*

При этом научные эксперименты и исследования настойчиво подтверждают: всё, что мы едим, с одной стороны, определяет, от чего мы будем страдать, а с другой – может избавить нас самым радикальным образом от нашего страдания.

Посудите сами. Те, кто не может жить без мучного и сладкого, кто не упускает случая попробовать десерт, приготовить мужу и детям печенюшки, практически без исключения попадают в капкан диабета. Избыток глюкозы в крови неизбежно ведёт к инсулиновой сопротивляемости в мышцах, повышению нагрузки на поджелудочную железу и, как следствие, – к диабету. Лекарство Метформин,

> *Пусть еда будет вашим лекарством, а ваши лекарства – вашей едой.*
> *Гиппократ*

которое принимают многие, нацелено на понижение этого сопротивления. Но, оказывается, физические упражнения и правильная диета дают такой же результат, только с положительными «побочными» эффектами. И тот, кто начинает с «высокой дозы» этих «лекарств» со временем может значительно уменьшить их дозу, в отличие от тех, кто лечится лишь медикаментами.

Любители мяса, сала, сливочного масла становятся заложниками повышенного холестерола и склероза кровеносных сосудов. Жир, ког-

> *Человек живёт не тем, что съедает, а тем, что переваривает.*
> *Бенджамин Франклин*

да он не усваивается мышцами и мозгом, откладывается сначала под кожей тела, а затем под «кожей» кровеносных сосудов, делая их жёсткими и суженными. Но как только жир уходит из пищи и из-под кожи, то он сразу же начинает уходить из поражённых атеросклерозом артерий. Для этого надо осознать, что каждый

Каждый приём пищи – это послание нашему организму.

приём пищи – это послание нашему организму. Мы говорим ему: «Я тебя люблю, мне тебя жаль, я помогу тебе, чтобы ты помогал мне» – или: «Мне уже надоело твоё нытьё. Загибайся, как знаешь, а я буду есть то, что мне хочется!»

Так что же делать?

Для любителей солёного природа приготовила своё отмщение: гипертония – повышенное кровяное давление. Натрий, скапливаясь в организме, повышает тонус артериальных стенок, не позволяет им растягиваться в ответ на усиление работы сердечного насоса во время стресса и вдобавок тянет за собой воду внутрь сосудов, переполняя кровеносное русло. Это двойное зло уничтожается одним «выстрелом» – ограничить соль. Убрать её на время из

Пища, которая не переваривается, съедает того, кто её съел
Абу-ль-Фарадж

рациона! Заменить солёное на подкисленное, чтобы еда не была несъедобно-пресной. А затем медленно вернуть соль на стол, но уже никогда не забывать, что сегодня – соль, а завтра – лопающиеся по швам сосуды…

Этими простыми способами можно «лечить» желудок и кишечник, суставы и позвоночник, почки, лёгкие и даже работу мозга. Только такое поведение можно назвать разумным. Ибо то, что мы делаем с собой и друг с другом на наших праздниках и застольях, можно смело назвать методичным саморазрушением.

Наше поведение на праздниках и застольях можно назвать методичным саморазрушением.

И ожидать при этом здоровья – безумие, согласно афоризму Эйнштейна: «Безумие – это повторение одних и тех же действий и ожидание при этом иных результатов». Или, переводя на простой язык, хватит наступать на грабли, если не хочешь, чтобы они тебя забили до смерти!

Если убрать со стола всё, что ведёт к воспалительным процессам, торможению обмена веществ, одурманиванию и отуплению мозга, и сделать это не во имя сброса десятка килограммов, не как наказание и мучительное жертвоприношение, а постепенно, осознанно и радостно, как долгожданное освобождение от ненавистного режима, – то за короткий срок можно избавиться от большей части недугов и даже диагнозов. Надо только поверить – это не просто возможно, а жизненно важно, неизбежно, неотвратимо, и каждый день понемногу выдавливать из себя раба желудка!

«ХРАНИ ВНУТРЕННЮЮ ЧИСТОТУ»

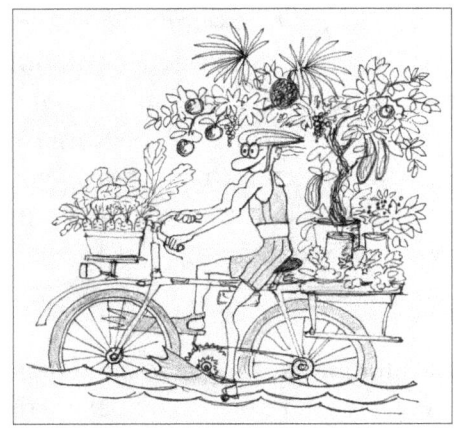

Всю мудрость, необходимую для сохранения здоровья, можно поместить на одном ногте: Храни Внутреннюю Чистоту.

Петер Димков,
болгарский целитель

Сегодня рынок настолько переполнен оздоровительной литературой, что невероятно трудно даже мельком окинуть то, что наиболее ценно. Между тем, чем больше я изучал оздоровительные методы и системы, тем полнее осознавал глубинную мудрость этих слов. Каждая эффективная методика – восточная или западная, древняя или современная – обязательно строится на очищении организма: психики, опорно-двигательной системы и, конечно, желудочно-кишечного тракта! Как же нам обеспечить чистоту последнего?

Лечебное голодание

О пользе лечебного голодания написаны горы. Но для меня непревзойдённым шедевром является книга Великого Деда – Поля Брэгга «Чудо голодания». Это поистине Евангелие науки о здоровье! Благая весть, принесённая человеком, который превратил собственную жизнь в ярчайшее подтверждение своей теории. Его жизнь –

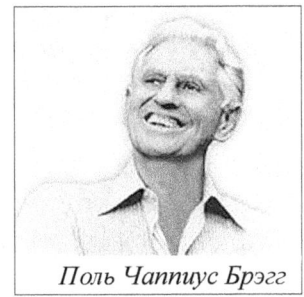

Поль Чаппиус Брэгг

драматическая история борьбы человека за своё освобождение. Детство Брэгга ничем не отличалось от тех условий, в которых живём и мы. Никто не учил его здоровому образу жизни и даже не говорил ни о постах, ни о вегетарианстве.

Вот как он сам сообщает о своём детстве: «Я воспитывался на юге в Вирджинии. Питался ужасно. Девяносто процентов пищи готовилось на сковородке: жареные цыплята, жареная ветчина, бекон, картошка, свинина и жареное мясо всякого рода. Когда я вспоминаю прошлое, вижу, что годами страдал от аутоинтоксикации и не знал этого. Я спал десять часов в сутки вместо восьми по норме, и это было результатом аутоинтоксикации. Даже после долгого сна я просыпался не свежим, а вялым и сонным. Во рту был отвратительный вкус».

Это «счастливое» детство завершилось печально. Последней болезнью в списке Брэгга стал туберкулёз легких. В то время это было равносильно раку. Восемнадцатилетнему юноше пришлось взглянуть в глаза смерти.

Но Брэгг принял этот вызов. С помощью швейцарского доктора Августа Роллье, который познакомил его с лечебным голоданием, Брэгг побеждает свой опасный недуг и начинает интенсивно изучать культуру здорового образа жизни. Он ставит себе задачу достичь самого высокого совершенства, которое может позволить природа: «Со времён Адама и Евы самая важная проблема – это продление человеческой жизни. Ни одному человеку не удалось избежать смерти, однако каждый из нас, соблюдая определённые гигиенические и диетические правила, может продлить свою жизнь. Купить здоровье нельзя, его можно только заработать своими собственными усилиями.

> *Соблюдая гигиенические и диетические правила, каждый может продлить свою жизнь. Купить здоровье нельзя, но его можно заработать собственными усилиями.*

Я сам заработал здоровье своей жизнью. Я здоров триста шестьдесят пять дней в году. У меня не бывает никаких болей, усталости, дряхлости тела. И вы можете добиться таких же результатов».

Принципы питания Поля Брэгга

В подтверждение своих слов Брэгг работал без болезней и усталости по двенадцать часов в сутки, ежедневно совершая трёх- и пятикилометровые пробежки, играл в теннис, любил ходить по горам. Вот как он сам описывает свой обычный день: «Я встаю рано утром и выхожу на прогулку в любое время года. После нескольких энергичных часов упражнений возвращаюсь домой и выполняю свою творческую работу, составляю планы лекций, пишу статьи для журналов, посвящённые здоровью, пишу книги.

Около одиннадцати часов я съедаю немного фруктов, а около двенадцати часов первый раз в день принимаю пищу. Я начинаю со свежего салата, основу которого составляют капуста и морковь, к которым я добавляю такие сырые овощи, как томаты, рис, сельдерей, бобы и наконец – половинка авокадо. Такая программа, состоящая из двенадцати трапез в неделю (один день я голодаю), не перегружает меня и не истощает энергию. Един-

Брэгг считал, что у человека есть девять настоящих Докторов: Доктор Солнечный Свет, Доктор Свежий Воздух, Доктор Чистая Вода, Доктор Здоровое Естественное Питание, Доктор Пост, Доктор Физическая Активность, Доктор Отдых, Доктор Осанка и Доктор Человеческий Дух.

ственное, что я изредка допускаю, это съедаю между трапезами яблоко или несколько ломтиков свежего ананаса. Когда появляются дыни и стоит жара, я с удовольствием освежаюсь ломтиком дыни. Большинство людей постоянно болеют, на мой взгляд, потому, что пытаются переработать огромное количество пищи, которую они поглощают».

Этот человек был фанатиком внутренней чистоты. Непрерывно пропагандируя пользу, приносимую голоданием, Брэгг сам следовал неизменно своей личной программе голодания. Каждую неделю, без единого пропуска он проводил двадцатичетырёхчасовое голодание. Брэгг постоянно повторял, что возраст, который принято считать пожилым или даже старческим, вовсе не обязательно равнозначен плохому состоянию здоровья. Разумно пере-

> *Разумно перестроив образ жизни, человек в пожилом возрасте может превзойти даже тот уровень здоровья, которым обладал в молодые годы.*

строив образ жизни, человек в пожилом возрасте может превзойти даже тот уровень здоровья, которым обладал в молодые годы. «Моё тело не имеет возраста», – любил говорить Брэгг.

Казалось, его жизнь будет вечной. Но Брэгг умер в декабре 1976 года в возрасте девяноста пяти лет. Однако умер он отнюдь не от старости! Смерть этого человека – трагический несчастный случай: во время катания на сёрфе у побережья Флориды его накрыла гигантская волна. Патологоанатом констатировал, что сердце, сосуды и все внутренние органы этого престарелого (по календарному возрасту) человека были в идеальном состоянии. Смерть поставила свою печать, словно подтвердив высказывание Брэгга о том, что его тело не имеет возраста.

Жизнь Поля Брэгга и его последователей убедительно доказывает: поддержание внутренней чистоты обеспечивает безупречное здоровье и радость на долгие годы.

КАК ТЯГАТЬСЯ С ЛИШНИМ ВЕСОМ?

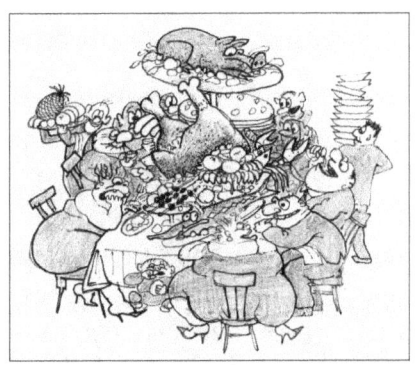

Как три пшеничные мешка,
Три развалились Толстяка!
У них важнее нет забот,
Как только вырастить живот!
Юрий Олеша, «Три толстяка»

Борьба или топтание на месте?

Эта проблема знакома практически каждому. Как убрать лишние килограммы, как привести в порядок фигуру, как бороться с разрушающим действием лишнего веса на организм? Все знают, что лишний вес ведёт к гипертонии, остеохондрозу, артриту, диабету. Легче сказать, к чему он не ведёт! Почему же мы так склонны к нему, а борьба с ним отнимает так много сил, а даёт так мало – в смысле результата?

Вероятно, ответ прост: мы не ведаем, что творим. Нам кажется, что мы боремся, а на самом деле мы постоянно пляшем на месте «ленинский гоп-стоп»: шаг вперёд и два назад. Когда мы теряем вес с помощью ограничения калорий, карбогидратов, мяса, жиров – мы делаем шаг вперёд. Когда же мы, «одуревши от бескормицы», возвращаемся к при-

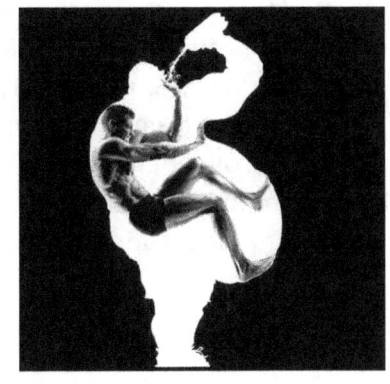

вычной диете, мы набираем за месяц всё, что мучительно теряли полгода, а за следующий месяц выдаем на-гора сверх плана ещё полторы «нормы»! Вот они – два шага назад.

Где же правда?

– Где правда, брат? – сказал бы герой популярного фильма.

А правда в том, что мы не с тем боремся. Наша проблема не лишний вес – это уже следствие. Истинная проблема – инсули-новая зависимость. Да, мы почти по-головно инсулиновые наркоманы! Наш организм так устроен, что, когда инсу-лин распихивает по «складам» избыток сахара из крови, мы испытываем, как положено бывшим советским гражда-

> *Лишний вес – только следствие, истинная проблема – инсулиновая зависимость*

нам, чувство глубокого удовлетворения: «эх полным-полна моя коробушка» – теперь ни голод, ни война не страшны! Однако это физиологически здоровый и эволюционно полезный механизм.

Проблема не в нём, а в том, что такое удовольствие становит-ся для нас наркотиком. Нам уже и не еда важна, а всплеск, пик инсулина, своего рода инсулиновая «игла», на которую мы под-саживаемся с детства – конфетки, бутерброды с маслом и вареньем, сгущённое молочко и прочие чуде-са русско-украинско-еврейской ку-линарии. Когда мы с этой «иглы»

> *Толстяки живут меньше. Но едят дольше. Станислав Ежи Лец*

пытаемся слезть, мы испытываем всё, что положено добропоря-дочному наркоману – страх, тоску, нервозность, агрессивность, тошноту, головокружение, боли в голове, мышцах, суставах…

Настоящие наркоманы, конечно, получают весь «букет» по полной программе. Мы же, замаскированные аддикты (люди, по-павшие в зависимость), проживаем описанные симптомы в зату-шёванном, слегка приглушённом виде – но суть одна и та же! Раз-ница лишь в одном – они знают, что они больны, что их ожидает ломка, что если они опять прикоснутся к игле, то снова – «опасная трясина». Ну а мы считаем себя здоровыми. Только вот штаны не сходятся и команду «пятки вместе, носки врозь» выполнить всё труднее, а так – мы здоровы-здоровёхоньки, можем барашка целиком уплести и превкусным наполеоном «лакирнуть»!

> *Вы всё ищете поприща, но нет для вас поприща, пока вы не исцелитесь, и нет для вас исцеления, пока вы считаете себя здоровыми.*
> *В.С. Соловьёв*

Как уйти от «инсулиновой наркомании»

Надо понять, что наша «норма» питания – это патология, болезнь, жуткая карикатура на норму. Вспомните учебники о трёхразовом питании, каждое из трёх блюд – вспомните и скажите: «Так жить нельзя!» И это будет первый настоящий шаг вперёд. А дальше – следующий шаг: включение внутреннего питания – активизация двух гормонов-спасителей: глюкагона и кортизона. Глюкагон (не путать с тюлькагоном) – очень интеллигентный антагонист инсулина – включает добычу глюкозы на внутреннем фронте, когда инсулин не появляется на сцене хотя бы два-три часа. Тогда он сначала извлекает глюкозу со складов, а затем начинает превращать в неё жиры. Но стоит вам откусить кусочек печенья или хлебнуть «диетической» колы, как он деликатно ретируется, поскольку в ответ на появление глюкозы в крови вылетает сумасшедший инсулин и загоняет на склад и то, что пришло с вашим «перекусом», и даже немного больше. Ваш сахар в результате падает ниже плинтуса, мозг кричит «караул», и вы срочно идёте «подкрепляться»! Поэтому главный закон похудения (лучше сказать – оздоровления) – возлюбите внутреннюю пустоту, полюбите чувство лёгкого голода, научитесь радоваться этому состоянию, жить в нём

> *Главный закон похудения – возлюбите внутреннюю пустоту и чувство лёгкого голода, научитесь радоваться этому состоянию и жить в нём.*

со спокойствием и верой в то, что ваш глюкагон не даст вам умереть.

Для того чтобы облегчить этот переход на эндогенное питание, нужно не забывать про обильное питьё и физическую активность. Вода немного заглушает чувство голода, наполняя желудок, растягивая его стенки. А физическая активность подключает второй гормон – кортизон. Это мощнейший гормон надпочечников, дарованный нам природой для борьбы со стрессом. Он, как волшебник, синтезирует глюкозу из чего угодно, даёт нам мощный прилив энергии, подавляет воспалительные и аллергические процессы. Но для того, чтобы он заработал, необходимы «экстремальные ситуации» – голод, физическая усталость, холод, жара, нехватка кислорода, боль… Если этих ситуаций нет, то его продукция, за невостребованностью, сводится к нулю, и мы страдаем от нехватки энергии, депрессии, воспалений разного типа, аллергии.

Как же включить его производство? Очень просто! Мы уже это начали. Сначала дождитесь, когда засосёт под ложечкой от голода, а затем в спортзал или на улицу. Бег, быстрая ходьба, физическая работа (вот вам усталость, жара и нехватка кислорода!), стретчинг (боль), холодные обливания (для начала хотя бы только ступни).

Трудно? Нереально? Да нет. Всё это практически опробовано и предельно эффективно. Конечно, невозможно вытащить себя из болота за собственные волосы, особенно если ты даже не осознаёшь, в какой трясине увяз. Мы ещё поговорим более подробно обо всём этом в следующих главах, пока же обозначим некоторые промежуточные выводы.

Итак, невозможно сбросить вес, если стараешься найти «что бы такого съесть, чтобы похудеть». Ещё опаснее похудение с помощью разного рода таблеток, «ускоряющих метаболизм». Часть этих лекарств действует на нервную систему, приводя к серьёзным нарушениям психики, а часть – на сердце и давление. В итоге к лишнему весу добавляются гипертония, аритмия, депрессия и неврастения. Если так худеть, то уж лучше хранить свои красивые формы в их естественной не-прикосновенности!

Настоящая работа с лишним весом требует мужества и осознанности – вместо слепой веры в чудодейственные пилюли или травы.

ПЕРЕВОРОТ В ПОДХОДЕ К ПОХУДЕНИЮ

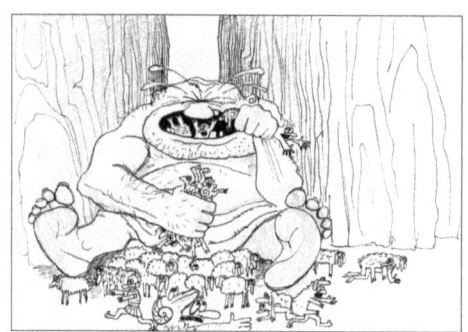

Ешь столько, чтобы тела зданье
Не гибло от перееданья!
                              Абдуррахман Нураддин

Реально ли похудеть всерьёз и надолго?

Можно ли вообще похудеть всерьёз и надолго? Оказывается, такой способ есть! Для этого надо... вообще забыть о сбрасывании лишних килограммов! Верный путь к победе над лишним весом – регулярная забота об увеличении мышечной массы и скорости метаболизма. Только эти два направления могут привести к желанному результату, причём не только без вреда для организма, но и нормализуя все остальные функции.

Чем скорее вы стремитесь сбросить вес, тем больше вероятность, что так же скоро вы наберёте ещё больше ненавистных килограммов.

Чем скорее вы стремитесь сбросить лишний вес, тем большему риску подвергаете своё здоровье и тем больше вероятность, что так же скоро вы потеряете все свои «достижения», набрав ещё больше ненавистных килограммов. Почему так происходит? Прежде всего, потому, что жир сгорает за счёт метаболизма и в первую очередь в мышцах. Чем интенсивнее ваш обмен веществ, чем сильнее его огонь и чем больше объём мышечной массы – «мышечных печей», – тем быстрее вы можете привести себя в порядок, даже если допустили временное отклонение от здорового режима питания. Когда же вы сокращаете свой вес за счёт скудного питания (или вообще его отсутствия), вы вместе с жиром теряете мышцы – те самые плавильные печи, без которых жир будет в первую очередь заполнять пустоты вашего тела!

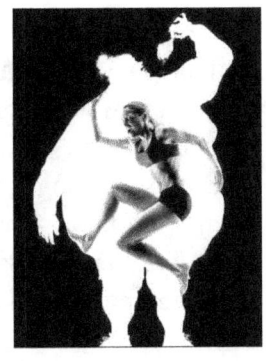

А во-вторых – что происходит с вашим метаболизмом, когда вы берёте себя в «ежовые» рукавицы? Организм оказывается на грани «голодомора» и в панике включает режим жесточайшей экономии. То есть: ничего не сжигать! Из каждого кусочка извлечь максимум и запасти на чёрный день. Поэтому нередко можно услышать: «Ну что это за наказание! Ничего не ем, а полнею!» Вот почему, чтобы худеть, надо есть: правильной пищей питать мышцы и разжигать свой метаболизм.

> *Чтобы худеть, надо есть: правильно питать мышцы, разжигая свой метаболизм*

> *Счастье есть!*
> *Счастье не может не... есть!*
> *Поговорка-шутка*

Как управлять своим метаболизмом?

Как же управлять метаболизмом? Во-первых, чем больше физиологических стрессов – холод, жара, физическая нагрузка пусть не до седьмого, но хоть до первого пота, – тем интенсивнее обмен веществ. Под лежачий камень, разумеется, ничто само по себе не потечёт, и ваше тело, если не напрягается и не двигается, превращается в камень – точнее, в студень. В таком теле кровь едва циркулирует, а метаболизм замедляется, как у медведя во время спячки! И как бы мало вы ни ели, вряд ли от вас уйдёт хоть один фунт. Поэтому надо подумать, каким образом сделать свою жизнь хоть немного экстремальной. Конечно, в разумных пределах, без фанатизма. Парилочка, пробежка, хорошая разминочка… Ну, хоть что-то, но с чувством, с азартом, с огоньком и искоркой. А из искры, как известно, возгорится пламя.

Пламя надо поддерживать, и самый лучший «бензин» для внутреннего огня – это вода. Кто мало пьёт, кто забывает заполнять свои «баки» водой, у того внутреннее сгорание останавливается, не успев разгореться.

> *Вода – необходимый элемент для всех реакций, составляющих суть метаболизма.*

Вода – необходимый элемент для всех окислительно-восстановительных реакций, составляющих суть метаболизма. Разумеется, чтобы пламя не погасло, необходимы дрова. Но если вы кинете в печь сырые дрова, то пламя может и погаснуть, особенно если ваш метаболизм ещё в зачаточном, полуживом состоянии. Дрова должны быть сухими, расколотыми на щепочки. Такими дровами является вкусная здоровая пища в небольших количествах. Да-да, не удивляйтесь. Вам не обязательно «зелень вялую жевать». Настоящие гурманы – итальянцы, французы – редко страдают от ожирения. Можно практически всё. Но! В небольших количествах и ни в коем случае не на ночь.

Ночь и утро – время особенно удобное для «самосожжения».

Организм естественным образом переключается на эндогенное питание. Надо ловить эту волну и на её горбу въезжать в рай. Вечером, после шести-семи часов, кушаем только воду, без ограничений. Утром желательно ограничиться соком, чаем, можно мёд, но ни в коем случае не сахар! А часов с одиннадцати утра и до вечера можно «рубать» всё, что душа любит и желает, но слушать «гул печи». Если после приёма пищи исчезает чувство внутренней лёгкости, подтянутости, бодрости – значит, перебор.

> *Он тебе всё «йес» да «йес»,*
> *А меж тем всё ест да ест!*
> *Леонид Филатов,*
> *«Про Федота-стрельца»*

Ошибку заметить, зарубить на носу и не повторять! В том случае, конечно, когда нас интересует результат.

Возлюби мышцы свои, как… желудок!

С мышцами всё так же просто – в кавычках, разумеется… Гладко и просто – на бумаге. А в жизни – надо полюбить овраги. Надо полюбить свои мышцы, как свой желудок! Надо денно и нощно думать о том, как их накормить, как их подрастить хоть капельку. Они растут, только когда питаются – а питаются, только когда работают. До усталости! Поэтому надо самостоятельно или с помощью профессионалов разработать программу движений для разных групп мышц и следить за тем, чтобы количество повторений из недели в неделю неуклонно росло. Тогда мышцы будут расти, а с ними и «плавильные печи» для ваших жировых клеток.

Получаем однозначное резюме: только настроившись на такую серьёзную, долгосрочную работу, можно поправить и вес, и здоровье. Шоковая же терапия оставляет после себя лишь шокирующие результаты.

ПРЕОДОЛЕНИЕ СИЛЫ ТЯЖЕСТИ

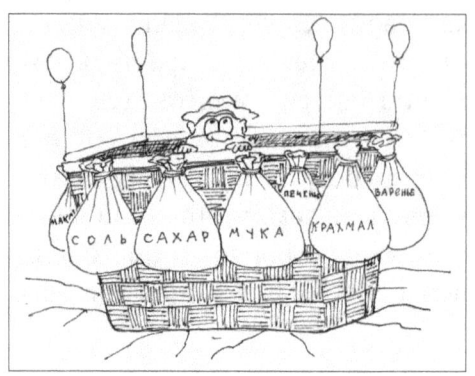

Тело – багаж, который несёшь всю жизнь. Чем он тяжелее, тем короче путешествие.

Арнолд Глазгоу

Как мы уже говорили, победа над лишним весом – задача крайне сложная из-за того, что проблема не в килограммах и фунтах, а в нашей по сути наркотической зависимости от инсулина.

Первая ступень выхода на орбиту нормального веса

Преодоление этого «притяжения» происходит ступенчато – так же, как космические корабли, отрываясь от земли, отрабатывают и сбрасывают свои ступени. Начальная ступень состоит из трёх правил. Первое и самое важное правило – это исключить продукты, которые стимулируют выброс инсулина. Это сахар и легкоусвояемые карбогидраты (белая мука). Мёд и сладкие фрукты (но не в виде варенья, разумеется!) – не

> *Первое правило – исключить продукты, которые стимулируют выброс инсулина.*

в счёт. Пейте чай с мёдом, ешьте на десерт сухофрукты – ничего не случится. Но про «одну только ложечку сахара с кофе» надо категорически забыть! Так же надо исключить белый мягкий хлеб, пирожные, «печенюшки», конфетки и ограничить немного картофель, а также обязательно макароны. Эти ограничения – не часть временной диеты. Это всерьёз и надолго. Практически – навсегда. И не надо паниковать. Те, кто сумел это сделать, через несколько месяцев не могут взять в рот подслащённый чай или кофе – им не нравится испорченный вкус. Они не понимают, как можно получать удовольствие от жирных макарон, после которых, как после марафона, два часа невозможно полноценно вздохнуть.

> **Второе правило – никакого приёма пищи между приёмами пищи.**

Второе правило – никакого приёма пищи между приёмами пищи! Ешьте два, три или даже четыре раза (для начала это не так страшно), но никаких перекусов, перехватов, переЖЕВаний. Жуйте и кушайте от души за столом, но в промежутке, до следующей еды – только водичка. Чистая и простая. Избави боже от пепси, фанты и любых подслащённых напитков! Это самые надёжные друзья вашей инсулиновой зависимости. Глоток выпили – и назад, на инсулиновую «иглу». При этом даже сухофрукты, орехи, не говоря уже о чипсах, – категорически запрещены. Рот на замок. Когда не ем, я слеп, и глух, и нем… к еде. Тогда у вас потихоньку начнёт укрепляться противоинсулиновый механизм автономного питания, включающий сжигание внутренних носителей энергии – жиров

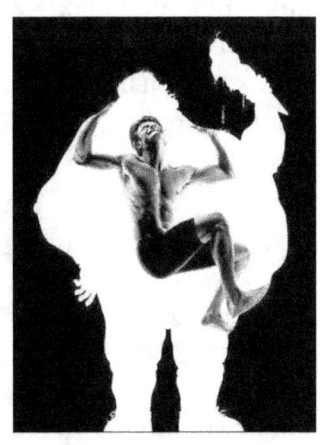

и гликогена. Это краеугольный камень похудения. Без него, как без фундамента, невозможно ничего построить, ничего изменить в своём теле.

> **Третий принцип – есть лишь столько, сколько поместилось на одной тарелке.**

Третий принцип – есть лишь столько, сколько поместилось на одной тарелке. Никаких добавок. И лучше бы ограничиться одним блюдом, но если на столе – несколько яств, то всё равно ничего не подкладывать! Бейте себя по рукам, если они тянутся к чужим тарелкам! Нарушая это простое правило, вы постоянно будете не вставать, а выползать из-за стола, а ваш вес будет ползти вверх, несмотря на все ваши диеты, лекарства и упражнения. Если же вам удастся договориться с собой, то вы сможете очень скоро прийти ко второй ступени.

Вторая ступень – соотношение «вход-выход»

Вторая ступень уже немного повышенной сложности. И если вы не прошли первую, вам не стоит двигаться дальше. Очень многие хватаются за жёсткие диеты, сбрасывают вес (а с жиром уходят и мышцы), а затем набирают за короткий срок больше, чем потеряли, но уже в виде кристально чистого жира.

> *За сладкое приходится горько расплачиваться.*
> Леонардо да Винчи

А так как мышцы – это печка, в которой сгорает жир, то чем их меньше, тем труднее будет в дальнейшем бороться с «силой тяжести».

> *Суть второй ступени – изменить соотношение входа, выхода и расхода потребляемой пищи.*

Сущность второй ступени – изменить соотношение «входа, выхода и расхода». Чтобы уменьшить вход, надо осторожно, постепенно и незаметно уменьшать размер той одной тарелки, которой вы на первой ступени научились ограничивать своё питание. При этом надо обеспечить, чтобы всё, что поступает на вход, незамедлительно проходило на выход, не задерживаясь в организме. Нормальная, активная работа толстого кишечника – это основа активного здорового метаболизма. Как исправить и настроить этот орган на правильный лад – отдельный и не короткий разговор. Но если совсем сжато

> *Чтобы продлить жизнь, сократите порции.*
> Бенджамин Франклин

– это условно-рефлекторное переучивание в сочетании с мягкой стимуляцией. То есть кишечник должен освобождаться через определённое время после приёма пищи. Возможно, потребуется использование мягких слабительных на начальном этапе. Но цель – не разрушение естественных реакций кишечника и безусловная зависимость от слабительных, а, наоборот, деликатное подталкивание естественной перистальтики и наработка правильных рефлексов. Такую гармоничную работу кишечника можно считать первым ключиком к продвинутой второй ступени нашей «ракеты похудения».

Второй ключик на этом этапе – правильная пища: курага, чернослив, капуста, зелень. Салаты, заправленные оливковым маслом и лимонным соком, хорошо стимулируют не только кишечник, но и желчный пузырь, а желчь – самый лучший ускоритель перистальтики. И наконец, под расходом я понимаю увеличение двигательной активности. Но и здесь – главное не просто движение до пота, а увеличение количества мышечных волокон. Если у вас работают одни и те же мышцы, то в этом немного проку. Вы сжигаете их гликоген, который затем в них же возвращается. А вот если вы с помощью новых движений каждый раз вовлекаете в работу новые мышцы, то они начинают увеличиваться. И в результате меняется соотношение мышечной массы и массы жира. То есть вы расширяете огненные печи, в которых ваш жир начнёт плавиться даже без особых ограничений в диете!

Пожалуйста, помните: все описанные выше процессы занимают не недели, а месяцы – ведь речь идёт о переучивании вашего организма. И если вы не хотите упорно собой заниматься, то лучше даже не думайте о своём весе и красоте фигуры. Все иные пути, манящие быстрыми результатами, – это бесплатный сыр, который водится только в мышеловках!

МЫШЦЫ, ДВИЖЕНИЕ, МАНУАЛЬНАЯ ТЕРАПИЯ

МАНУАЛЬНАЯ ТЕРАПИЯ

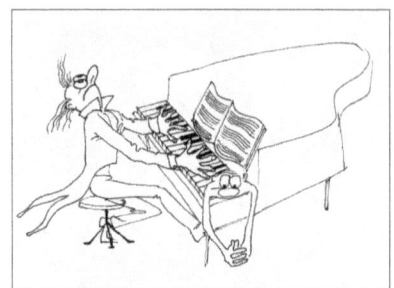

Как помочь без шприцов и таблеток –
Но надолго, надёжно, реально?
Обеспечит эффект важный этот
Тот, кто может лечить мануально!

Манипуляции руками издавна играли роль одного из главных медицинских инструментов. Именно руками, а не скальпелем, которого тогда просто не было! Лишь в наше «просвещённое время» слепая вера во всемогущество химии и таблеток вытеснила исцеляющую руку, низвела её до знахарства и шарлатанства. Между тем, словом рука – «chir» – начинается название «хир-ургия», ставшее именем неблагодарного «ребёнка», забывшего о своём происхождении.

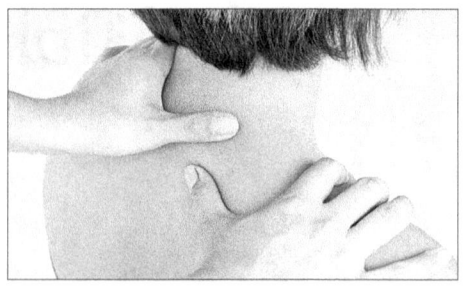

Но хорошее не может долго оставаться забытым. Обезболивающие способности руки воскресли в нашем веке под именем «мануальная терапия». Греческое «chir» пришлось заменить латинским «manus», что также означает «рука», «руколечение», но уже не вызывает у пациента пугающих ассоциаций с кровавым и болезненным методом воздействия.

Что же такое «мануальная терапия»?

Мануальная терапия – лечебный метод, устраняющий болевые синдромы (преимущественно опорно-двигательного аппа-

Мануальная терапия устраняет болевые синдромы при помощи ручных манипуляций, направленных на освобождение блокированных суставов и расслабление спазмированных мышц.

рата) при помощи специальных ручных манипуляций, направленных на освобождение блокированных суставов и расслабление спазмированных мышц, которые являются первоисточником боли. Дело в том, что причиной боли являются не шипы, не воспаление, а мышечный спазм, который лучше всего снимается механическими манипуляциями рук – не зря же пришло к нам из древности выражение «как рукой сняло».

Говоря по-простому, мануальная терапия представляет собой то, что раньше делали народные костоправы, а теперь применяют врачи, которых учат на специальных курсах. Это как бы бескровная хирургия. Что-то когда-то было травмировано, вывихнулось, сместилось, вот и болит, окаянное, просится на место… Кто знает, как его на место поставить, тот вашу боль исцелить сумеет. Казалось бы, что может быть проще?

Вот вам простой пример. Представьте себе, что палец защемила дверь. Болит? Ещё как болит! Ну, а теперь лечите его анальгином, физиотерапией… Говорят, ещё гипнозом хорошо – не пробовали? А может, его вовсе отрезать – радикально, так сказать? А теперь попробуйте просто открыть дверь… Ну? Легче! Вот так и мануальная терапия: если где зажало, прищемило, давит, не пропускает кровь, она растянет, провернёт, освободит, и боль как рукой снимет!

Подобным образом это объясняли в России, когда только появилась мануальная терапия. В Америке люди знающие сразу вам скажут: «Так это то же самое, что здесь делают хиропракторы». Правильно – почти то же, да не совсем! В результате, с тех пор как кости на место стали ставить все кому не лень, выяснилось, что работа эта только с виду простая: «хрустнуло – и не болит». Хрустнуть-то оно хрустнет, а вот станет ли легче? А если и станет, то надолго ли? Лишь когда начали появляться первые осложнения, многие призадумались. И вот тут-то обнаружилось преимущество научного подхода над силовым или коммерческим. Задумались врачи в России, и появилось целое новое направление в медицинской науке, которое и назвали – мануальная медицина. Это

> *В 1958 году врачи из шести европейских стран (Бельгия, Великобритания, Франция, ФРГ, Швейцария и страны Скандинавии) основали Международную Федерацию Мануальной Медицины, первый конгресс которой прошёл в Лондоне в сентябре 1965 года.*

для простоты, а более мудрёно – мануальная вертеброневрология. Возникла она на стыке травматологии, неврологии, ортопедии и реабилитации. И занялась изучением того, как избавиться от боли в суставах и позвоночнике, как сделать, чтобы с возрастом суставы не прекращали двигаться пружинисто и плавно. Параллельно выяснилось, что это помогает нормализовать артериальное давление, излечиться от головной боли, бессонницы,

> *Бóльшая часть хронических болезней связана со спазмированными мышцами и заблокированными суставами.*

предотвратить сколиоз. Невероятно, но бóльшая часть хронических и трудно поддающихся лечению «болячек» оказалась связана со спазмированными мышцами и заблокированными суставами!

Мануальная терапия и её «предки»

В России многие думают, что это то же самое, потому что там используют учебники и руководства именно по хиропрактике и остеопатии. Но, приехав в Америку и познакомившись с тем, что это значит здесь, я понял: имеется разница – и разница существенная. Мануальный терапевт в России – прежде всего, врач, имеющий полноценный научно-медицинский фундамент, на основе которого он достраивает свою собственную лечебную технику, включающую как элементы хиропрактики, остеопатии, так и многих других видов ручных техник. Но при этом он всегда смотрит на больного с точки зрения врача, рассматривает пациента и его болезнь как сложную целостную систему.

Методология хиропрактики со времён своего основания в XIX веке и до наших дней строится на принципе, что причиной всех болезней являются ущемлённые нервные корешки в результате смещения позвонков и дисков. Российская вертеброневрология, оттолкнувшись от этой гипотезы, развила собственную теорию развития патологических изменений в позвоночнике и суставах, которая уже не вызывает скептических усмешек у нейрохирургов и невропатологов, а главное – даёт превосходные результаты при лечении хронических болевых синдромов опорно-двигательного аппарата, последствий различных травм, операций, воспалительных процессов.

Просто ли научиться мануальной терапии?

Нет, конечно! Учиться этому приходится всю жизнь. Как? Читая и перечитывая всё новое, что появляется в этой области, но самое главное – работая руками, ежедневно принимая поток пациентов. Тысячи больных, которые проходят за годы через руки практикующего специалиста, могут научить больше, чем тысячи прочитанных страниц. Нигде не написано, что можно лечить грыжу диска в острой стадии, а мне приходилось это делать, благодаря чему многие избежали операционного стола! Сочетание мобилизации суставов с мягкотканными манипуляциями на перенапряжённых спазмированных мышцах позволяет лечить запущенные случаи деформации коленных и тазобедренных суставов – что, с точки зрения ортодоксальной медицины, считается невозможным.

Мануальные техники лечат запущенные деформации коленных и тазобедренных суставов, что в ортодоксальной медицине считается невозможным.

Цель мануальной терапии

Главная цель – освобождение от боли пациентов с болезнями позвоночника, а также избавление от болей в суставах. Чаще всего приходится работать именно с болью в суставах и мышцах,

> *Главная цель мануальной терапии – освобождение от боли при болезнях позвоночника, а также – от болей в суставах.*

но мы помогаем и больным с различными видами головной боли, отражённой боли в области сердца и других органов. Главное – это точная диагностика. Сначала важно исключить возможность серьёзных заболеваний внутренних органов, нарушения кровообращения, опухоли. Для этого мы используем весь набор современной диагностики – лабораторные тесты, компьютерную томографию, МРТ, электро-, нейро- и миографию. Затем важно найти истинный источник боли. Необходимо понять, что стоит за этой болью – миозит, радикулит, ишиас или грыжа межпозвонкового диска. Однако чаще всего центральным звеном болевого механизма является глубокий спазм. Боли в шее, плечах, локтевых и коленных суставах, а также такие специальные синдромы, как туннельный синдром запястья (carpal tunnel syndrome), «замороженное» плечо (frozen shoulder), боль в коленном суставе – все они имеют в основе спазм глубоких мышц, который мы успешно побеждаем с помощью мануальной терапии.

Уникальный синтез медицины Востока и Запада – древней и современной, инструментальной и мануальной – позволяет находить решение самых запутанных проблем, избавлять пациентов от хронических многолетних болевых синдромов за считанные процедуры.

Комбинация специальных инъекционных техник с мануальной терапией даёт отличные результаты при головных болях и мигренях, спазмах мышц шеи и затылка, онемении и судорогах в конечностях. А сочетание их с эффективными методами двигательной терапии, специальными гимнастиками предоставляет уникальную возможность в короткие сроки восстанавливать нарушенную подвижность у пациентов после травм, переломов, операций, автомобильных катастроф.

Такое лечение часто не только приносит пациентам избавление от боли и восстановление подвижности, но и повышает жизнеспособность организма в целом, усиливает защитные силы иммунной системы и освобождает естественную способность организма к самоисцелению. Другими словами – повышается качество жизни. И это стоит испытать!

ВИДЫ МАНУАЛЬНОЙ ТЕРАПИИ

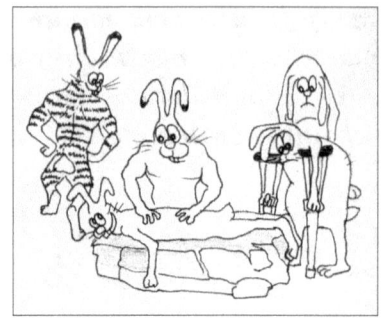

Врачевание словом, настой из травы…
Но у самых истоков – рука!
Были мудрые предки бесспорно правы,
Этот дар пронеся сквозь века.

У истоков медицины

Итак, вначале была рука. Даже если прав Гиппократ и в основе медицины «пребывают сии три»: трава, слово и рука, то рука из них, пожалуй, была раньше всех. Ещё до появления слов и трав человек пытался оказать помощь себе и ближнему своему при помощи сдавливания, растягивания, ния, поглаживания и вправления. Люди, которым эти манипуляции

> *Ещё до появления слов и трав человек пытался оказать помощь себе и ближнему своему при помощи сдавливания, растягивания, поглаживания и вправления.*

удавались успешнее, становились теми, кого на английском называют medicine man – шаман, лечитель, знахарь, целитель.

Это и были предтечи современных медиков, лекарей, врачей… Можно сказать, что мануальная терапия – в дословном переводе «лечение руками» («манус» – «рука» на латыни) – является фундаментом и предтечей всей медицинской практики.

На сегодняшний день, однако, она значительно утратила своё ли-

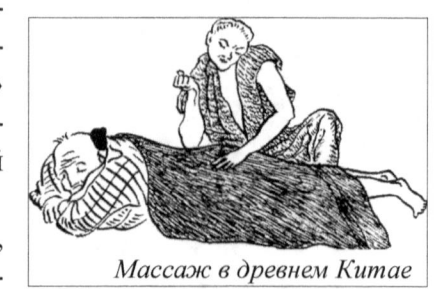

Массаж в древнем Китае

дирующее значение в медицине и, подобно самой медицинской науке, распалась на множество специальных направлений и подразделов. Самая известная разновидность мануальной терапии – массаж. Он тоже бывает разный – спортивный, лечебный, расслабляющий. Массаж, как известно, применяют не только в реабилитационных центрах и спортивных клиниках, но и в бане, на пляже, а также дома на диване. Поэтому, наверное, и утратилась сакральная значительность этого древнего лечебного средства. Никто не делает операцию в бане или рентген на пляже, поэтому они воспринимаются как «настоящая» медицина. А массаж «ну, сами понимаете, это несерьёзно…»

> *Никто не делает операцию в бане или рентген на пляже, поэтому они воспринимаются как «настоящая» медицина.*

К сожалению, такое отношение привело к тому, что и родственные массажу виды мануальной терапии были отправлены за борт «настоящей» медицины. Отправлены совершенно незаслуженно, потому что искусство устранения болезненного спазма, вправления смещённого сустава или освобождения заблокированного позвонка – это не то, чему

> *Самому древнему изображению массажа, найденному среди предметов из дворца ассирийского царя Санхериба, насчитывается свыше 2600 лет.*

можно научиться, вызубрив параграф учебника. Для этого нужны руки, чуткие и сильные, как у пианиста, и голова, мыслящая так же изобретательно, как у конструктора.

Предтечи современной медицины

В XX веке потребность в таких врачах привела к рождению сразу трёх направлений – хиропрактики, остеопатии и мануальной терапии. Хиропрактика и остеопатия родились в Америке на закате XIX века, одновременно с аллопатией – лечением медикаментами и хирургией. Медикаментозно-хирургическое лечение и превратилась в современную медицину. Первые же два направления, использующие различные приёмы воздействия на позвоночник и суставы, оказались оттеснёнными на обочину.

Хиропрактика базируется на принципе, что все болезни происходят от подвывихов определённых позвонков. Их вправление может решить все проблемы не только позвоночника, но и бо-

> *Хиропрактика и остеопатия родились в Америке на закате XIX века, одновременно с аллопатией – предтечей медицины.*

лезней внутренних органов. Это очень условное представление об организме даёт возможность «упростить» процесс подготовки докторов-хиропракторов. Но одновременно – ограничивает спектр их деятельности. Такие специалисты не могут прописывать медикаменты, делать инъекции и хирургические операции.

Остеопатическая медицинская школа, в дополнение к общим медицинским знаниям фармакологии и хирургии, даёт своим выпускникам знание и умение лечить определённые состояния и заболевания суставно-мышечными манипуляциями. Но, несмотря на высокую эффективность и популярность таких методов у больных, лишь немногие вы-

> *Основателем остеопатической медицины считается американский врач Эндрю Тейлор Стилл (1828 – 1917), которого многие считали отступником.*

пускники дерзают применять эти навыки. Главной причиной, наверное, является их страх быть причисленными к хиропракторам или даже (о, ужас!) массажистам.

«Второе дыхание» мануальной терапии

Однако, вопреки всем страхам и предрассудкам, мануальная терапия в конце XX века всё же нашла своё место в медицине – в результате усилий европейских и канадских специалистов. В Германии, Франции, Канаде, Чехии, а после перестройки и в России, возникло множество центров врачебной специализации по мануальной терапии. Благодаря тому, что разработкой лечебных и учебных программ занимались совместно специалисты по ортопедии, травматологии, неврологии и даже нейрохирургии, родилась новая медицинская специальность, о которой мы уже упоминали в предыдущей главе – мануальная вертеброневрология.

Опытный врач-вертебролог (мануальный терапевт) не просто вправляет заблокированные суставы, но занимается целостным восстановлением позвоночника, нервной системы и механизмов саморегуляции в целом путём комплексного лечения – мануального, физиотерапевтического и медикаментозного. При этом ключевым звеном являются мануальная декомпрессия и укрепление мышечного корсета, которые в совокупности обеспечивают высокий процент успеха, а также сохранение достигнутого результата на длительное время.

КАК РУКОЙ СНЯЛО

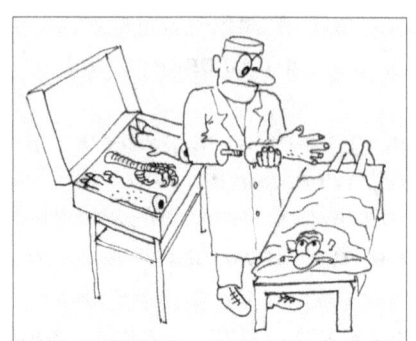

Заботлива, умела и легка,
Придёт на помощь чуткая рука –
Ты только ей доверься и позволь
Уменьшить напряжение и боль.

Откуда идёт это выражение? Что оно означает? Видимо, было время, когда самым сильным обезболивающим средством являлась именно рука. Целебное прикосновение доктора… Наверное, поэтому, согласно Гиппократу, в основе медицины находятся три кита – рука, трава и слово.

Рука – диагностический инструмент

Рука врача – это могучий диагностический инструмент. В школьной пропедевтике внутренних болезней всех нас учили пальпации – ощупыванию, и перкуссии – выстукиванию. Современные диагностические технологии почти полностью вытеснили эти простые, но эффективные средства не только диагностики, но и лечения. Существует поговорка:

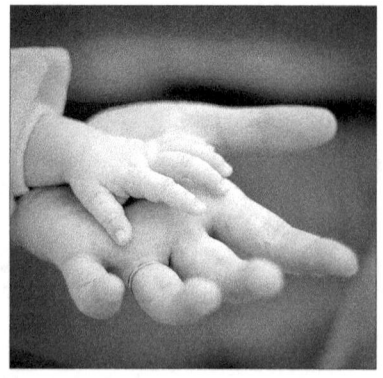

если больному после беседы с врачом не стало легче, то это не врач! Если это хоть отчасти верно, то насколько легче становилось больным, когда врачи не только с ними беседовали, но и неторопливо ощупывали их живот, выстукивали лёгкие. Это походило на магическое священнодействие, и больному порой от одного сосредоточения на ритмичных манипуляциях врача становилось спокойно на душе, а острота боли и беспокойство покорно отступали.

Дело не в самовнушении больного – рука действительно является мощнейшим средством познания.

Но дело не только в самовнушении больного. Рука в действительности является мощнейшим средством интуитивного познания! В момент живого контакта с организмом больного врач внутренним взором проникает в тайны взаимодействия сосудов, нервов, мышц, стенок внутренних органов и по их реакции на прикосновение и надавливание пальцев получает диагностические подсказки, которые порой намного информативнее, чем рассматривание теней этих органов на рентгеновских снимках или компьютерных экранах. Ещё меньше информации содержат интерпретации таких «теней», напечатанные радиологами. А вот древние врачи Востока по состоянию пульса могли оценивать как общее состояние организма, так и состояние отдельных органов, что сегодня выглядит нереальными фантазиями. На самом деле это был результат сочетания

Индийская медицина Аюрведа полностью основана на пульсовой диагностике, с помощью которой точно определяются нарушения в любых органах и системах тела.

чувствительной руки с богатым опытом и развитой утончённой интуицией. В современном образовании это всё, увы, безвозвратно утрачено.

Рука – терапевт

Рука, однако, не только диагностический сверхчувствительный локатор – она ещё и могучий инструмент терапии. Когда она вооружена скальпелем или другими механическими инструментами, это не у кого не вызывает вопросов. Но рука, не обременённая железом, сама по себе может очень многое!

Первое – обработка болезненных узлов, пусковых (триггерных) точек. Это сосредоточия болевых импульсов, генераторы спазма окружающих мышц. Спазм ведёт к нарушению кровоснабжения – ишемии – и повреждению тканей, подобно тому как повреждается сердце во время инфаркта или мозг при инсульте. Обученная рука может так «поговорить» с этими узелками, что они разглаживаются и расслабляются. Такое воздействие ведёт к улучшению циркуляции и порой – мгновенному затиханию боли. Видимо, отсюда и пошло изречение – «как рукой сняло».

Рука – аналгетик

Обученная рука способна «развязывать» мышцы и суставы, снимая боль без жёстких манипуляций

Однако обученная рука способна «развязывать» не только мышцы, но и суставы. Очень часто незначительное смещение суставных поверхностей приводит к блокировке сустава, ограничению его подвижности и ущемлению нервных окончаний. Боль и неподвижность усиливают воспаление и отёк, а они в свою очередь вызывают усиление боли, замыкая порочный круг патологического ущемления, сдавления, компрессии чувствительных тканей. Рука опытного врача может без каких-либо жёстких манипуляций создать осторожное растяжение, ослабляющее боль. Такая техника называется «мануальная декомпрессия», и она принципиально отличается от болезненных хиропрактических манипуляций или силовой физиотерапевтической мобилизации суставов.

Декомпрессия восстанавливает кровоснабжение ущемлённых тканей и расслабляет спазмированные

У Бога нет других рук для творения в земном мире, кроме твоих.
Восточная мудрость

мышцы. Сустав размягчается и под лёгким нажимом в правильном направлении легко раскрывается без лишнего треска, просто возвращая себе долгожданную свободу. Движение в суставе, как насос, откачивает отёк, а значит, ведёт к дальнейшей цепной декомпрессии ущемлённых корешков и нервов. Вместе с облегчением компрессии и сдавления облегчается боль.

Этот особый вид терапии, разработанный в нашем медицинском центре, помогает добиваться эффективного результата даже в сложных, запущенных случаях. И самое главное, он отвечает первому закону Гиппократа – «Не навреди». Ткани освобождаются не за счёт внешнего усилия, а вследствие создания правильных условий внутри самого сустава. Поэтому результат, полученный этим методом, сохраняется на долгое время и ведёт к восстановлению соседних суставов и всего позвоночника.

Правильно используя возможности руки путём соединения опыта древних врачей и современных разработок, можно нередко помочь в ситуациях, когда медикаменты не дают ожидаемого эффекта.

НЕЗАМЕЧЕННЫЙ «СЛОН»

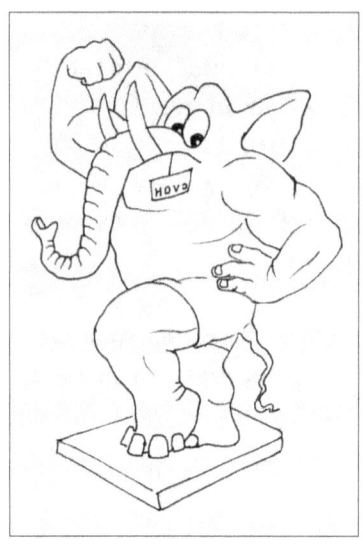

Хоть человек, конечно же, не слон –
Он не одним лишь разумом силён,
А потому, чтобы не слечь в кровать,
Не стоит нам о мышцах забывать!

Помните знаменитую фразу из басни Крылова: «Слона-то я и не приметил…»? Любопытный посетитель, разглядывая всевозможные редкости в музее, был потрясён жучками да паучками, но огромный экспонат, занимавший большую часть помещения, почему-то просмотрел…

Так же, увы, обстоит дело и с нашей медициной, когда речь заходит о роли мышечной системы. «Да как же, знаем мы про мышцы: бицепс, трицепс, трапеция – проходили на первом курсе», – ответит вам любой врач. Но какова их истинная роль в организме – здоровом или больном? «Очень просто. Мышцы – это часть опорно-двигательной системы. Когда опухают суставы и ущемляются нервные корешки, барахлит иммунная система, а в итоге воспаляются связки – мышцы спазмируются и болят. Надо убрать причину, тогда мышцы сами оздоровятся!»

Иными словами, роль мышц – чисто пассивная, отражательная,

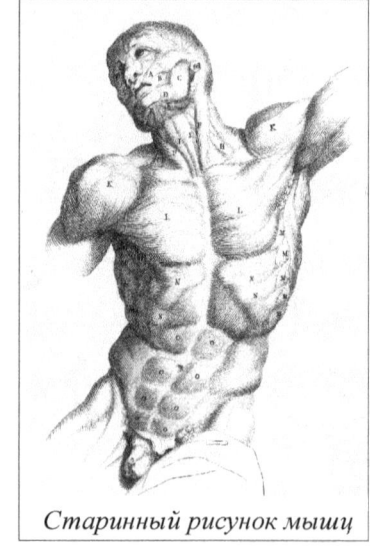

Старинный рисунок мышц

поэтому они не заслуживают внимания. Получается, надо изучать и лечить все системы: иммунную, гормональную, нервную, исследовать каждую нервную веточку, каждую иммунную клеточку – а мышцы… Их слишком много, да и участвуют они практически во всех процессах. Значит, ими, как слоном в музее, можно просто пренебречь. Вот и просмотрели. А зря!

Об истинной роли мышц

> *Мышцы – это не только тупая тягловая сила, но ещё и мощнейшая биохимическая фабрика, доменная печь, в которой сгорают все шлаки, а также излишние накопления.*

Мышцы – это не только тупая тягловая сила, но ещё и мощнейшая биохимическая фабрика, доменная печь, в которой сгорают все шлаки, а также излишние накопления. Вы не сможете освободиться от лишнего веса всерьёз и надолго, если будете заниматься лишь диетами да голоданием. Без увеличения удельного веса мышечной ткани в теле ваши героические усилия по сбросу килограммов и фунтов – настоящий сизифов труд! Всё вернётся на круги своя после первого же месяца послаблений в диете. Мышцы – это тонус вашей нервной системы. Вы не сможете ни заснуть, ни отдохнуть, если ваши мышцы зажаты. Вот почему все мы одержимо стремимся в места, где наши мышцы расслабляются и мы испытываем райское блаженство – на море, в сауну, в горы… А человек, научившийся с помощью медита-

> *Мышцы, мускулы от латинского musculus – мышка, маленькая мышь. В славянских языках мышцы означают жилы. Жилистый – это мускулистый человек.*

ции или элементарного аутотренинга сбрасывать мышечные зажимы, встречается с этим раем даже в эпицентре рабочего кошмара.

Семена будущих болезней

> *Если ваши мышцы спазмированы от перегрузки или переутомления, то у вас обязательно появятся и воспалённые суставы, и зажатые корешки, и аутоиммунные ревматоидные реакции.*

А теперь самое главное: если ваши мышцы спазмированы от перегрузки или переутомления, то у вас обязательно появятся и воспалённые суставы, и зажатые корешки, и аутоиммунные ревматоидные реакции. Как это происходит? Сначала вы используете мышцы за пределами их физиологических возможностей – например, поднимаете очень тяжёлые предметы или резко дёргаетесь во время спортивных нагрузок. Другой вариант – различные аварии, падения. В результате в мышцах появляются травмированные волокна – нечто наподобие внутреннего кровоподтёка.

Это своего рода семя будущей болезни. Затем вокруг травмированного участка развивается воспаление и мышечный спазм. Мышца болит, затрудняет движение. Постепенно вы приспосабливаетесь к этому ограничению и двигаетесь в «щадящем» режиме. «Щадящем» в кавычках, потому что, освобождая от на-

> *Самые маленькие мышцы прикреплены к мельчайшим косточкам, расположенным в ухе. Самые сильные мышцы – икроножные и… жевательные!*

грузки одни мышцы, вы беспощадно нагружаете другие. Такая двойная нагрузка рано или поздно приводит к тому, что другие мышцы тоже воспаляются и спазмируются, а ваш объём движений ограничивается ещё больше. Кольцо сужается, петля постепенно затягивается… Спазм и боль расползаются с мышцы на мышцу, от сустава к суставу – пока в один печальный день воспаление не поражает уже сам сустав. Но этого можно избежать!

Спазм – снять!

Всё зависит от того, как мы к себе относимся. Вы заметили, что всё начинается с мышечного спазма? Мышечный спазм – это сокращение голодной мышцы, требующей движения. Если сокращается ваш желудок, вы знаете – пора к столу. Без пищи будет плохо. Но энергия из пищи, которая попадает к вам в желудок, не всегда доходит до мышц.

Пища для мышцы – это движение. Именно оно приносит кровь, даёт мышце энергию, кислород, расслабление

Пища для мышцы – это движение. Именно оно приносит кровь, даёт мышце энергию, кислород, расслабление. Чтобы накормить мышцы, надо ими поработать. Поэтому, когда вы отправляетесь на тренировку, это равноценно для ваших мышц походу в ресторан! Мышцы – это ваши кони. Если вы «кормите» их раз в неделю, а то и вовсе забываете о том, когда подпитывали их в последний раз,

*Освободи мускул.
Сила – в покое.
Патанджали,
основатель классической йоги.*

– не удивляйтесь, что они бунтуют и вскоре начинают потихоньку «загибаться».

Редко используемые мышцы

Какие мышцы чаще всего спазмируются первыми? Шея, поясница, плечи. Причина проста: они напряжены больше всех остальных, а двигаются меньше. Надо научиться расслаблять и двигать эти так называемые сердцевинные или каркасные мышцы. Это не так легко, как может показаться. Чтобы добраться до «необычных» мышц, необходимы необычные движения и позы. Я много рассказываю об этом пациентам и включил целый комплекс упражнений для мышц в свою первую книгу «О хвори, боли и оздоровлении». Выполняя такой комплекс, даже далёкий от спорта и немолодой человек может научиться правильно двигать, растягивать и расслаблять жизненно важные каркасные мышцы шеи и поясницы. В своей практике для каждого пациента я индивидуально подбираю эффективные и простые упражнения, с помощью которых он сможет «чистить» и расслаблять околопозвоночные мышцы – так же регулярно и просто, как мы чистим по утрам зубы!

Регулярно заботясь о мышцах, вы никогда не «пройдёте мимо» ежедневной радости от ощущения здоровья и собственной силы. Как вы кормите своих «коней», так они вас и повезут!

ЗАЧЕМ ЧЕЛОВЕКУ МЫШЦЫ?

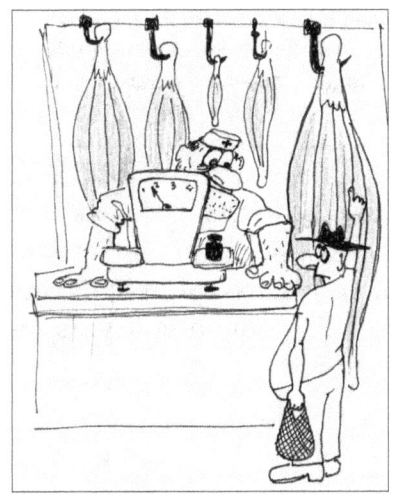

Чем мышцы больше и сильней,
Тем люди мягче и добрей.

Казалось бы, глупее вопроса не придумаешь. Ясно зачем – чтобы двигаться: ходить, жевать, переворачиваться с боку на бок... Но это такой же примитивный вывод, как знаменитая реплика пани Моники из старой телепередачи «Кабачок "13 стульев"».

На вопрос, зачем ей голова, последовал исчерпывающий ответ: «Я ею ем!»

Мышцы и стресс

Конечно, мышцы нужны для движения, и без них мы превращаемся в «овощи». Но – представьте себе – их функции далеко не исчерпываются этим. Прежде всего, мышцы – конечное звено нервной системы. В них отражается и через них разряжается всё, что мы накопили в своём мозгу и своих нервах. Поэтому мышцы – универсальное средство для снятия стресса, сброса нервного напряжения. Разумеется, у того, у кого

> *Наши мышцы – универсальное средство для снятия стресса, сброса нервного напряжения.*

они есть и кто ими пользуется! Те, кто ими пренебрегает,
избыток нервной энергии вы-
плескивают через мышечные
спазмы, спазмы мышц сосу-
дов и внутренних органов.
Здесь кроется источник повышенного давления, голов-

> *Смеётся ли ребёнок при виде игрушки, улыбается ли Гарибальди, когда его гонят за любовь к Родине, дрожит ли девушка при мысли о любви – везде окончательным фактором является мышечное движение…*
> *И. М. Сеченов*

ных болей, инфарктов, инсультов, гастритов, колитов и прочих
«итов» – спастических, болевых и воспалительных реакций.
Спазм мышц в области лопаток становится источником бессонницы, онемения рук. Такой же спазм, но в верхнем отделе шеи
ведёт к головокружениям, звону в ушах, хронической усталости…

Мышцы и метаболизм

Мышцы являются важнейшим элементом системы метаболизма. Именно они потребляют сахар и жир, предотвращая
появление диабета и атеросклероза. Исследования показали,
что тридцать минут активной физической нагрузки производят больший эффект, чем пятьсот миллиграммов метформина
– наиболее эффективного лекарства от диабета! Именно оно
открывает глюкозные дверцы в клетках мышц. Но когда ваши
мышцы работают, голод клеток распахивает эти дверцы быстрее и эффективнее. Поэтому причиной диабета, ожирения и
склероза сосудов является не столь-
ко неправильная диета, сколько
недостаточная физическая активность. Увеличение мышечной массы на несколько граммов может на
несколько единиц снизить уровень
сахара и холестерола.

> *Причина диабета, ожирения и склероза сосудов – не столько неправильная диета, сколько недостаточная физическая активность.*

Терморегуляция с участием мышц

Ещё одна функция мышц – терморегуляция. Мышцы защищают внутренние органы от переохлаждения.

При перемене температуры меняется тонус мышц – они начинают «дрожать», вырабатывая больше тепла.

При перемене температуры меняется тонус мышц – они начинают, грубо говоря, чаще дрожать, вырабатывая больше тепла. Если же в чувствительных и уязвимых участках мышцы слабеют, там откладывается жир – так появляется «трудовая мозоль» на животе, внушительные подушки на ягодицах, непривлекательный горб на загривке… Достаточно активизировать мышцы в этих зонах, и жировые накопления начнут таять, как снег по весне! Но здесь мы как раз подходим к самому важному: каким наиболее эффективным способом можно добиться этой активизации?

Секрет укрепления мышц

Ответ вроде бы напрашивается сам – всем в спортзал. Но многие уже пробовали и вернулись оттуда, как с поля боя, – кто без руки, кто без ноги, кто с перекрученной спиной… Дело в том, что мышцы, если в них за время бездействия накопились болезненные узелки – триггерные точки, отвечают на агрессивные попытки их «активизировать» возмущением, болью, резким спазмом.

Чтобы обойтись с ослабленными мышцами правильно, необходимо проконсультироваться с опытным профессионалом по восстановительной физкультуре и пройти хотя бы короткий курс реабилитации. Специалисты знают, как найти взрывоопасные участки в мышечном корсете и «разминировать» их. После этого проводится мануальная декомпрессия суставов и позвоночника — освобождение ущемлённых связок и нервных корешков. Человек, прошедший такую «профилактику», может смело начинать работу по восстановлению и укреплению своих мышц!

ХИРУРГИЯ И РЕАБИЛИТАЦИЯ

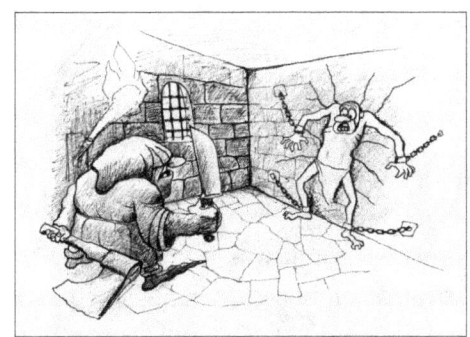

Лучшая операция – та, которую удалось не сделать.

Н.И. Пирогов,
русский хирург и анатом

Я сначала думал назвать эту статью «Быть или не быть – лечить или под нож», но затем решил, что не стоит так пугать пациентов. Хотя, с другой стороны, именно пациенты воспринимают хирургическое вмешательство как последнюю, крайнюю, отчаянную меру – что-то сродни смертной казни или полёту на Луну.

Принцип дополнительности

Оперативное вмешательство – это этап в сохранении подвижности пациента и даже профилактика дегенеративных изменений.

На самом деле оперативное вмешательство во многих случаях не просто неизбежное крайнее средство, а эффективный этап в сохранении подвижности пациента на долгие годы и даже – профилактика дальнейших дегенеративных изменений. Например, повреждённый коленный или тазобедренный сустав ведёт не только к страданиям от боли и неподвижности, но и к интенсивному изнашиванию и разрушению межпозвонковых дисков в поясничном отделе. В результате, когда пациент решится, наконец, на операцию и избавится от разрушенного сустава, на него обвалится боль поясничного радикулита.

Страх перед операциями понятен. Да, это не прогулка под луной. Опасна и анестезия, и сбои сердца, и кровотечение, и инфекция… Особенно это проявлялось в недалёком прошлом, когда технологии операции были иными – более агрессивными, 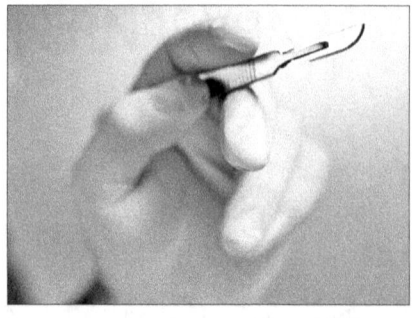 травматичными. Последствиями и осложнениями именно таких вмешательств до сих пор пугают друг друга пациенты. Долгое время и я относился к операциям с опаской и старался как можно дольше ограждать пациентов от ножа хирурга. Но время не стоит на месте. То, что совсем недавно считалось мечтой и счастливым исключением, сегодня становится привычной нормой, рутиной. Большинство пациентов получают после операции радикальное освобождение от многолетних мучительных болей.

Вы спросите: зачем я, специалист по консервативной восстановительной медицине, ратую за операцию? Какая мне выгода? Ведь мой интерес – лечить пациентов, пока они не попали к хирургу. После операции боль пройдёт и пациента поминай как звали! Это ещё одно заблуждение. Реабилитация не противостоит хирургии. А хирургия не замещает и не исключает необходимость в реабилитации. Речь идёт о двух взаимодополняющих этапах восстановления и поддержания здоровья опорно-двигательного аппарата.

> *Пациенты, которые проходят предоперационную терапию, получают более высокие результаты, восстановление идёт легче.*

Те пациенты, которые проходят предоперационную терапию, получают более высокие результаты, заживление происходит скорее, восстановление идёт легче. А те, кто получает интенсивную раннюю реабилитацию, не просто избавляются от боли, но и укрепляют другие звенья суставно-мышечной системы, которые были в одной связке с больным суставом.

Вот пример одного из моих пациентов, подтверждающий сказанное.

История одной болезни

Мы пытались бороться с дисковой грыжей и ущемлённым корешком этого больного в течение года – с переменным успехом. Он пришёл в безнадёжном состоянии с острейшей болью, после безуспешного лечения сильнейшими обезболивающими и нескольких инъекций в позвоночник, которые дали ему небольшое облегчение на считанные дни. Магнитно-резонансный тест показывал значительное выпячивание диска в районе пятого поясничного сегмента с ущемлением корешка. Я сразу предупредил, что шансы невелики. Но, к моему удивлению, после двух первых процедур его состояние значительно улучшилось, он стал ходить без хромоты, наклоняться и распрямляться. В общем, мы, по его словам, сотворили чудо.

Однако чудес, к сожалению, не бывает, и через месяц он снова пришёл к нам с обострением. В этот раз восстановление шло с большим сопротивлением и было менее впечатляющим. После нескольких месяцев я стал склонять его к тому, что безуспешно предлагали ему врачи уже в течение нескольких лет – пойти на операцию. Он поверил, согласился и… исчез. Я не видел его около года. Месяц назад он появился в нашем центре, снова с

> Хирургия является одной из самых древних отраслей медицины. За шесть тысяч лет до н. э. уже выполнялись такие операции, как удаление камней из мочевого пузыря и трепанация черепа.

костылём, с тяжёлой хромающей походкой. Но в этот раз причина была не в грыже диска. Он избавился от неё и от боли в спине почти год назад. И на радостях забыл о нашем офисе и не пришёл, как мы рекомендовали, на послеоперационную реабилитацию.

Несколько месяцев после того, как он стал бодро разгуливать без болей в спине, у него начались сильные боли в коленных суставах. Обнадёженный эффективностью хирургов-ортопедов, он снова обратился к ним за помощью. Ему сказали, что для операции он ещё не созрел, и сделали несколько гормональных противовоспалительных уколов в колени. Облегчение было неполным и непродолжительным. Состояние стало ухудшаться, и пациент вспомнил о нашем существовании. После первого визита он вышел с тростью под мышкой. Сейчас мы продолжаем работу по интегральному (целостному) восстановлению его суставов и мышц, используя эффективную комбинацию мануальной декомпрессии, иглоукалывания, медикаментозного лечения, обезболивающих инъекций и лечебной гимнастики.

Эта поучительная история ещё раз доказывает, что хирургия и реабилитация тесно связаны между собой, так что между ними всегда должно стоять именно «и», а вовсе не «или».

НЕ ПОРА ЛИ ПОМЕНЯТЬ ТАЗОБЕДРЕННЫЙ СУСТАВ?

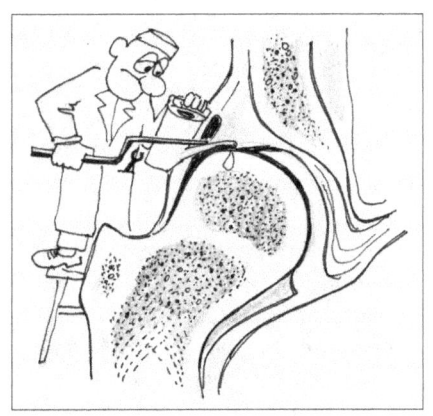

Как операции сустава избежать?
Иль от неё уже не убежать?
Трудись совместно
с опытным врачом –
Надежда есть, что ты не обречён!

Считается, что от боли в спине и суставах не умирают. Это правда, но боль в суставах порой бывает настолько убийственной, что пациент говорит в сердцах:

– Да хоть отрежьте эту ногу! Не могу больше терпеть!

Когда резать?

Конечно, отрезать ногу – чересчур радикальное решение, а вот прооперировать сустав и заменить изношенную кость искусственной вполне реально. Постараемся разобраться, когда это целесообразно и что можно сделать, чтобы этого избежать. Боль в тазобедренном суставе часто на-

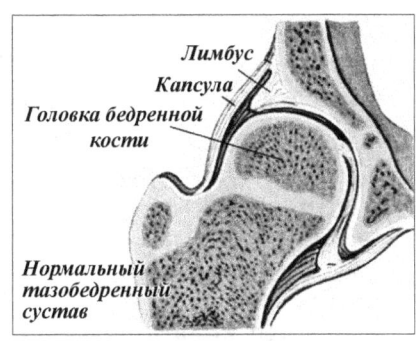

Лимбус
Капсула
Головка бедренной кости

Нормальный тазобедренный сустав

чинается с прокалывающей и тянущей боли в паховой области, распространяющейся и по внутренней поверхности бедра. Пациенту трудно вставать, делать шаги. Вначале это происходит периодически, порой усиливаясь, порой облегчаясь. Затем состояние постепенно переходит в постоянную тугоподвижность и боль.

Вот характерный пример. Сергей – пятьдесят шесть лет, водитель такси, в молодости занимался парашютным спортом. Конечно, были падения, но особых травм не помнит. Пять лет назад, после неудачной попытки резко поднять тяжёлый чемодан, у него сильно заболела спина, дня три не мог разогнуться. Затем понемногу выпрямился, но с тех пор спина время от времени даёт о себе знать. Год назад, садясь в машину, Сергей неожиданно почувствовал прокол, «как тупой иглой», в паховой области, и затем это стало повторяться почти каждый раз, стоило сесть или встать. Когда боль стала нестерпимой, он обратился за помощью, но все попытки физиотерапевтического и хиропрактического лечения не дали никакого результата. Правда, визит к ортопеду вдохнул в него надежду. После инъекции стероидного гормона в сустав ему на несколько недель стало значительно лучше. Но… постепенно боль вернулась и стала как будто даже более сильной! Хирург предложил ему замену тазобедренного сустава.

> *Тазобедренные суставы соединяют нижние конечности с тазом. Это – самый большой и сильно нагруженный сустав. Он представляет собой шарнир. В полости сустава находится скользкая жидкость, обеспечивающая снижение трения.*

Что же важно понять и оценить перед тем, как принимать решение – «быть иль не быть» операции? Главное – не относиться к хирургическому вмешательству, как к полёту на Марс, не считать его концом света. Это сложная, но хорошо технически отработанная операция, которая продолжает совершенствоваться с каждым годом. Процент людей с осложнениями становится всё меньше, а число тех, кто вернул себе способность ходить и жить без боли уже исчисляется миллионами. Поэтому главное – насколько необходима операция. Самый важный критерий – не боль, а степень

> *Не нужно относиться к хирургическому вмешательству по замене сустава, как к полёту на Марс. Это отработанная операция, которая продолжает совершенствоваться с каждым годом.*

дегенерации, изношенности и деформации сустава. Для того чтобы это оценить объективно, делают рентген и МРТ сустава. Если есть видимые изменения формы суставных поверхностей – никакая физиотерапия не поможет. Надо резать.

И всё же – есть ли альтернатива?

У Сергея не было ярко выраженных изменений на снимках. Хирург ему предложил повременить с операцией и вернуться, когда будет «невтерпёж». Сергей продержался ещё три месяца и, решив, что лучше не будет, дал согласие на операцию. Ко мне он пришёл за две недели до назначенного дня. Я посмотрел его снимки, проверил объём движений в суставе. Несмотря на сильную хромоту, движения в суставе были почти не ограничены, не было слышно характерного для дегенерации хруста и щелчков. Я согласился попытаться ему помочь.

Причиной боли в тазобедренном суставе может быть проблема с межпозвонковым диском, когда сплющенный диск ущемляет корешок нерва, идущего к суставу.

Дело в том, что причиной боли в тазобедренном суставе может быть проблема с межпозвонковым диском. Сплющенный и разорванный диск иногда механически ущемляет корешок нерва, идущего к суставу. И тогда боль можно устранить, лишь убрав сдавление корешка механически – иными словами, необходима операция на позвоночнике, о которой мы тоже поговорим в будущем. Но очень часто повреждённый диск вызывает не полное ущемление, а раздражение и воспаление корешка – подобно тому, как тесная обувь натирает мозоли. Тогда, если мы можем снять это воспаление и создать с помощью позвоночных манипуляций более свободное положение для ущемлённого корешка, можно освободить пациента и от боли в тазобедренном суставе, и от боли в пояснице.

Сделать это на деле, увы, гораздо труднее, чем на словах. Но, к моему удивлению и радости пациента, после первой же инъекции в околопозвоночные мышцы и серии лёгких манипуляций он сразу почувствовал значительное облегчение! Боль облегчилась, хромота стала заметно меньше. Улучшение вдохновило его настолько, что он отменил назначенную операцию, и мы стали работать с его позвоночником на регулярной основе. Этот процесс ещё не закончен, боль упорно сопротивляется, и счастливый конец всё ещё под большим вопросом. Я говорю это всем, кто по ошибке может увидеть во мне чудотворца. Да, я верю в чудеса. Но эти чудеса происходят не по моему хотению, а по велению или, точнее, по возможностям организма пациента. Исход в каждом случае непредсказуем.

Три составляющих успешной терапии

Чем врач может помочь вашему организму сотворить чудо? Во-первых, правильно подобранной противовоспалительной терапией, которая включает в себя таблетки, инъекции и мази. Это даёт возможность уменьшить отёк и раздражение воспалённых тканей, а затем понемногу осторожно расшевелить зажатые суставы и корешки. От пациента требуется терпение и дисциплина. Те, кто «не любит химию», произвольно меняют дозу и частоту приёма лекарства, наносят себе гораздо больший вред, чем мнимые побочные эффекты от лекарств.

Следующая составляющая успешного лечения – мануальная терапия. Хочу напомнить, что разница между высококвалифицированной мануальной терапией и разного рода любителями «хрустеть» суставами – огромна! Разговоры о том, что грыжу можно «вправить» и «поставить позвонки на место», не выдерживают серьёзной научной критики. Поэтому, выбирая, куда пойти лечиться, избегайте такого рода любителей «скорого эффекта». Есть много по-настоящему

Три составляющие успешного безоперационного лечения: правильно подобранные лекарства, мануальная терапия, работа самого пациента.

хороших хиропракторов и мануальных терапевтов. Ищите их и обрящете!

Третий, пожалуй, самый главный компонент лечения – самостоятельная работа пациента. Это тяжёлый, монотонный, сначала очень непродуктивный труд. Надо восстановить мышцы, которые были выключены вследствие сильного спазма или нарушенной иннервации. Между тем ослабленные мышцы иногда не могут справиться даже с собственным весом конечности. Это не означает, что они разрушены необратимо. Просто как вы не можете работать без подготовки со стокилограммовой штангой, так и ваши мышцы нуждаются в постепенной подготовке, чтобы справиться с собственным весом. Поэтому столь важны упражнения в воде. Когда мышца сможет работать под водой, она вскоре наберётся силы и для работы на суше.

Если компоненты самостоятельной работы и врачебной помощи сопряжены между собой и помножены на терпение пациента вкупе с умением врача, то шансы на освобождение от боли в суставе без операции по его замене значительно возрастают. Хотя решение, как именно действовать в каждом конкретном случае, нужно принимать, учитывая все детали ситуации в комплексе и, конечно же, посоветовавшись с опытным специалистом.

СЕРДЕЧНЫЙ ПРИСТУП ИЛИ ПРОСТО БОЛЬ В СПИНЕ?

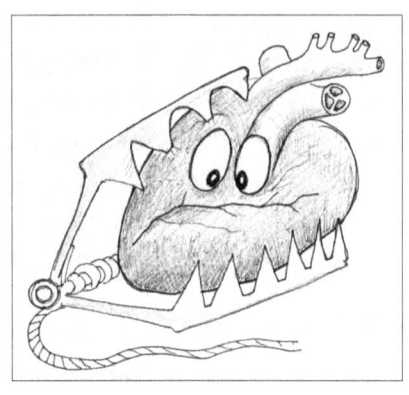

Таково людское сердце,
Ненасытное, слепое:
Вечно чем-нибудь томится,
Убегая от покоя.

Шота Руставели

Сердечный приступ, стенокардия, смерть… Такой страшный ассоциативный ряд. Он записан у нас в подсознании и моментально выстреливает, как только мы чувствуем боль или тяжесть в левой половине грудной клетки. И это во многом оправдано. Небрежное и невнимательное отношение к таким серьёзным симптомам, глупая бравада оплачиваются высшей ценой – ценой жизни.

Признаки и диагностика истинного сердечного приступа

Истинно сердечная боль сопровождается тошнотой, холодным потом и страхом смерти.

Чаще всего истинно сердечная боль сопровождается тошнотой, холодным потом и страхом смерти. При этом даже не так важна сама боль и её отражение в левой руке или шее. Важно общее состояние дурноты и надвигающейся катастрофы. В таких случаях медлить нельзя. Необходимо позвонить в «Скорую» и принять аспирин, а если это не впервые, то те лекарства, которые уже прописаны врачом.

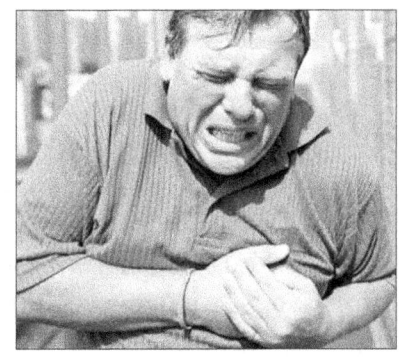

Электрокардиограмма и специальные анализы крови, которые сразу же делают в таких случаях в стационаре, показывают, насколько повреждена сердечная мышца. Если повреждение серьёзное, значит, нарушено кровоснабжение сердца, сердечные клетки гибнут, необходимо срочное вмешательство, чтобы остановить этот процесс. Для этого кардиологи и кардиохирурги производят оперативное исследование сосудов сердца и восстанавливают кровоснабжение наиболее эффективным способом. Если же анализы не указывают на повреждение сердечной мышцы, то кардиологи проверяют работу сердца под нагрузкой – так называемый стресс-тест. Сердце разгоняют физической на-

> *Сердце очень хрупкая вещь: оно бьётся.*
> Ц. А. Меламед,
> *латвийский писатель*

грузкой или при помощи специальных медикаментов, наблюдая, как меняется его работа. Если какие-то сосуды не функционируют полноценно, то при нагрузке больное сердце выдаёт себя – появляются симптомы болезни или изменения на кардиограмме.

Боль в груди – симптомы и первая помощь

А теперь представьте, что вас обследовали – и ничего. Все тесты отрицательные, сердце в порядке, и врач вам объясняет, что ваша боль «скелетно-мышечного происхождения». Вы идёте домой, садитесь в кресло, и тупая игла с новой силой пронзает вас под левой лопаткой – что называется «ни дохнуть, ни охнуть». Но у вас нет ни холодного пота, ни смертного ужаса, однако и приятного мало… Боль отдаёт в левую руку и даже в шею. Что с этим делать? Как бороться?

> *Сердце человека – это дар Бога. Будь осторожен, не отнесись к нему небрежно.*
> Аменемоп, мудрость Древнего Египта

Несколько лет назад ко мне обратился приятель и спросил, не могу ли я найти хорошего кардиолога для его жены. У неё периодические боли в области сердца, плохой сон, головокружение. Электрокардиограмма нормальная, но она уверена, что у неё что-то не в порядке с сердцем. Я предложил посмотреть её. Грудной отдел позвоночника, как я и предполагал, был затянут, как железным корсетом, спазмированными мышцами. Пару лет назад она попала в довольно серьёзное транспортное происшествие и месяца два с трудом вращала шеей. Потом всё понемногу прошло и забылось настолько, что она удивлена, почему я об этом спрашиваю. Вместо долгих объяснений я с помощью нескольких манипуляций освободил зажатые суставы грудного отдела. Её удивлению не было предела! Сразу ушла тяжесть в груди, освободилось дыхание, голова стала лёгкой. Это было похоже на волшебство!

Мышцы не забывают зло

Но на самом деле секрет такого «чуда» прост. Даже если мы забываем про мышцы, которые мы травмировали, мышцы никогда не забывают про нас. Травма ведёт к защитному спазму. Это помогает обездвижить повреждённый сустав, уменьшить боль и воспаление в начальной стадии. А вот затем тот же самый спазм начинает играть роль ржавого капкана. В детстве, пока мы активно бегаем и прыгаем, эти «капканы» благополучно самоликвидируются. Но с возрастом, когда двигательная активность становится жертвой нашей респектабельности, эти спазмы-капканы не только остаются с нами по-

> *Защитные спазмы ранее травмированных мышц с возрастом могут вызывать симптомы сердечного приступа.*

жизненно, но и постепенно разрастаются — как пятна ржавчины на стальной поверхности! Чтобы разжать их безжалостные челюсти, зажимающие наши суставы и кровеносные сосуды, приходится «власть употребить».

Освобождение из капкана

Необходимо точное краткое силовое воздействие на защемлённый сустав, часто сопровождающееся небольшим хрустом и чувством освобождения и лёгкости. Такая процедура называется скелетно-мышечной манипуляцией. Врач, специализирующийся в манипуляционной терапии — мануальный терапевт — вот

> *Боль в груди может снять за один приём мануальный терапевт, который освободит защемлённые суставы.*

ответ на вопрос «что делать, если моя «сердечная боль» не имеет отношения к сердцу?» Его (в данном случае моя) задача — определить рисунок скелетно-мышечных зажимов-блоков в грудном отделе, их связь с шеей и поясницей, а затем решить, в какой последовательности их освобождение будет наиболее эффективным, безопасным и безболезненным, назначить сопутствующие медикаменты, уменьшающие боль и воспаление, если нужно — подобрать методы физиотерапии, лечебную гимнастику. При правильном курсе лечения значительное облегчение наступает порой после первых процедур, увеличивается подвижность позвоночника, улучшается дыхание, давление, сон…

Самолечение

Но что делать, если до врача далеко или у него нет свободного часа в расписании до конца недели? Можно ли как-нибудь помочь себе? Несомненно, можно. Прежде всего надо найти удобное положение для спины, так как боль рождается именно там. Повернитесь осторожно, растяните мышцы плеча и лопатки. Примите Ибуброфен – восемьсот миллиграммов (четыре таблетки по двести миллиграммов). Поскольку причина такой боли – спазм, то возможно применение сухого тепла или растирание ментоловой либо перцовой мазью.

После снятия острой боли необходимо освоить упражнения, направленные на растягивание и мобилизацию околопозвоночных мышц грудного отдела.

После того как острая боль прошла, необходимо освоить комплекс упражнений, направленных на осторожное растягивание и мобилизацию околопозвоночных мышц грудного отдела. Лучше начинать упражнения дома, в спокойном одиночестве, внимательно прислушиваясь к голосу своих мышц и здравого смысла. Упражнения безопаснее начинать на полу, лёжа на спине. Медленно, с глубоким дыханием поднимите руки вверх – прямо над головой и через стороны, затем медленно вытягивайте руку в противоположную сторону. Когда вы растягиваете мышцы, вы освобождаете их от отёка, открывается приток крови, что обеспечивает расслабление спазмированных мышц, освобождение заблокированных суставов. А это и есть главная причина псевдосердечной боли.

Правильно сочетая помощь себе со своевременным обращением к врачу, вы получите все шансы избежать серьёзной опасности при истинном сердечном приступе и значительно улучшить своё состояние в случае, когда причиной боли является спазм мышц.

КАКОЙ ПРОК В ЙОГЕ?

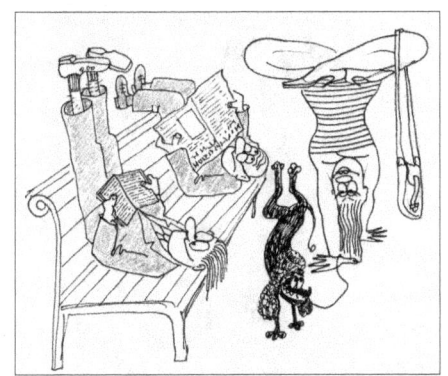

Йога – это Евангелие тела.
Ривен Филдс

Болезненно истощённый человек, подобный скелету, обтянутому кожей, закладывает себе за шею одну ногу, затем вторую, превращаясь в диковинный узел… Другого подцепляют крюками под ключицы и поднимают подъёмным краном высоко в воздух… Всё это без особых эмоций и какой-либо видимой пользы. Но зрелище вызывает удивление, граничащее с мистическим страхом: «Что это за существа, способные вытворять такое?!» Таковы мои детские воспоминания от старого научно-популярного фильма «Индийские йоги – кто они?»

Потерянная связь сознания и тела

Нередко создаётся впечатление, что йога – своего рода крайне экзотическая гимнастика, целью которой является развитие способности к завязыванию себя в «морские узлы». Но это – неправильное впечатление и неправильный подход к йоге. Слово «йога» в переводе с санскрита означает «воссоединение» – восстановление утраченной связи между сознанием и телом. «Да разве может быть наше тело отдельно от нашего сознания?» – спросите вы. Очень даже может.

> *«Йога» на санскрите означает «воссоединение» – восстановление связи между сознанием и телом.*

И более того, чаще всего в таком состоянии и находится! Самый яркий пример – когда вы встаёте на ногу, а она сначала подкашивается, как ватная, а затем наполняется миллионом микроскопических иголочек. «Ох, опять ногу отсидел», – говорим мы тогда. А где же было ваше сознание, когда нога безуспешно сигнализировала: «Встань, разомнись! Ну, хоть пошевелись, колода ты этакая, дай мне вздохнуть»? А сознание прилипло к экрану или к детективу, и все эти вопли тела ему были до одной части тела, мягко говоря…

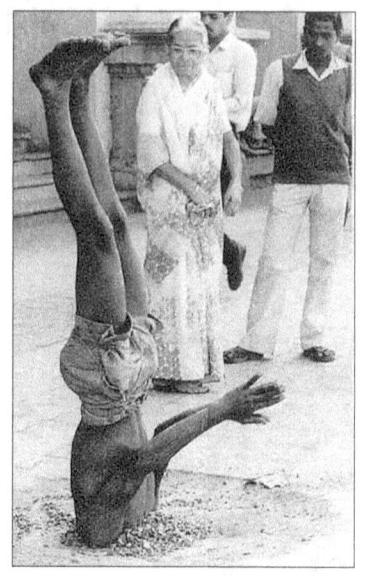

Ну, а если более серьёзно, то каждый раз, когда мы игнорируем сигналы тела, мы отключаем от него наше сознание. В результате сначала отдельные мышечные волокна, а потом и целые мышечные группы выходят из-под контроля сознания, перенапрягаются, переутомляются, становятся жёсткими и болезненными. К чему это ведёт? Если речь о мышцах поясницы – то к радикулиту, ишиасу, прострелу. Если имеются в виду мышцы шеи – то здравствуйте боли в плече, кисти, голове. А если это мышцы нижней челюсти, то впереди, увы, бессонница, хроническая усталость и депрессии. Дело в том, что мышцы являются клавиатурой биологического компьютера – нашего организма. Если вы

Каждое упражнение хатха-йоги заранее известным образом воздействует на определённую часть тела, орган или группу органов.

нажимаете клавиши вашего компьютера, то в нём включаются или выключаются определённые функции и программы. Точно так же, когда спазмируются и воспаляются мышцы, в организме происходят определённые изменения внутренних функций, которые становятся основой очень серьёзных нарушений и даже болезней.

Развязывание узлов

> *Если мышца отключается от сознания, она спазмируется и становится источником болезни.*

Итак, если мышца отключается от сознания, она спазмируется и становится источником болезни. Как же подключить её к сознанию, восстановить утраченную связь, воссоединить их? Вот именно! Воссоединение – йога – это то, что нам поможет! Но каким образом закручивание в узлы, причинение себе боли, может помочь нам избавиться от самой боли? Опытные «знатоки» спешат с подсказкой: «No pain, no gain» – «Не помучишь, не получишь».

Не спешите, друзья. Всё это не совсем так. Здесь кроется большая ошибка многих инструкторов и начинающих студентов этой удивительной восточной науки. Они относятся к йоге именно как к экзотической художественной гимнастике и стараются любой ценой, через боль добиться идеальной формы – сложить себя вдвое, завернуться в спираль, встать на мостик. Это плохо по двум причинам. Первое – даже если им удаётся добиться этой формы, они часто наносят организму больше вреда, чем пользы. А во-вторых, они отбивают желание и надежду у тех, кого Бог не обделил килограммами и больными суставами. Последние, глядя на эти «выкрутасы», убеждённо говорят: «Этот джаз не для нас» – и весело расползаются по кухням и диванчикам…

Правильная йога

> *Правильная йога – это когда вы используете позы или инструктора не как догму, а как вдохновение, как намёк*

На самом деле йоге, как и любви, все возрасты покорны. Но! Если её правильно понимать и исполнять. Что значит правильно? Правильно – это когда вы используете позы на картинках или инструктора не как догму, а как вдохновение, как намёк. И исполняете их в меру вашей «испорченности». Например, инструктор положил ладони на пол и вас призывает к тому же. Вы же наклоняете подбородок и едва дотягиваете ладони к коленям, как чувствуете, что в спине «щас штой-то лопнет».

Вот он – момент йоги! Ваше сознание услышало голос вашей зажатой поясницы. Есть контакт! Теперь главное – внимание, дыхание и терпение. Никакой спешки. Никаких приказов мышцам. Вы их уже довольно игнорировали и терроризировали. Теперь же, когда вы их только-только разбудили, не будите в них «зверя». Прислушайтесь к ним. На вдохе поддайтесь слегка назад, расслабляя мышцы. А на выдохе немного, осторожно растяните их. Эхх, раз, ещё раз… и хватит для начала. А теперь выпрямитесь, но не теряйте контакта (йоги) с вашей поясницей. Прислушайтесь, как сладко стихает гул напряжения, сменяясь приятной тяжестью и теплом вокруг позвоночника…

Настоящая йога начинается именно так. Это и есть то самое вос-соединение, восстановление мышечного сознания, оживление забитых и забытых мышц. Возрождение, воскрешение. Оно приносит мышцам кровь, кислород, делает их мягкими и эластичными. А это означает, что через неделю проблемы с коленями превратятся для вас в пройденный этап. А через несколько месяцев вы если не ладонями, то хотя бы пальцами коснётесь пола.

> *Первые упоминания о йоге содержатся в Ведах – памятниках древнеиндийской литературы, некоторые из которых датируются как минимум 2500 г. до н.э.*

Разумеется, у некоторых будет получаться легче, у других – труднее. Потому что иногда спазм мышц связан с заблокированными суставами, которые держат эти мышцы, наподобие клея или гвоздиков! В таких ситуациях очень эффективно помогают квалифицированные манипуляции специалиста по болезням мышц и суставов.

Но в любом случае не забывайте: цель вовсе не в сгибании до пола и вообще не в рекордах гибкости! Цель – смысл йоги – в том, чтобы каждый раз находить новый слой мышц, глухих и непослушных, а потом с помощью терпеливого вслушивания и «вчувствования» пробуждать их и с ними возрождаться к новой, полноценной и долгой жизни.

ЙОГА ДЛЯ ГЛАЗ

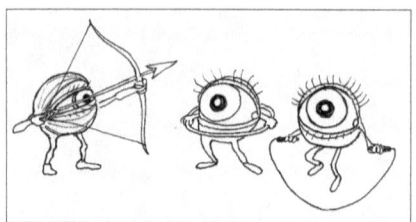

Целью всех методов лечения зрения без очков является достижение и закрепление состояния покоя, релаксации – сначала ума, а затем глаз.

Доктор Уильям Бейтс

«Йога» доктора Бейтса

О хатха-йоге слышали многие, если не все. Что же касается важности заботы о хорошем зрении – тут вряд ли кого-то надо переубеждать. Хатха-йога предлагает несколько специальных упражнений для релаксации и тонизирования глаз. Но… не о них пойдёт речь! Совершенная йога для глаз – это методика доктора Бейтса. Она содержит комплекс упражнений, разработанный на рубеже веков американским офтальмологом, который, возможно, никогда и не слышал о йоге. Метод Бейтса представляет собой совершенную систему обучения зрительному поведению, результатом которой является нормальное зрение. Этот метод состоит из нескольких релаксирующих упражнений, направленных на исправление ошибок рефракции (фокусирования на сетчатке) путём развития скрытых возможностей организма.

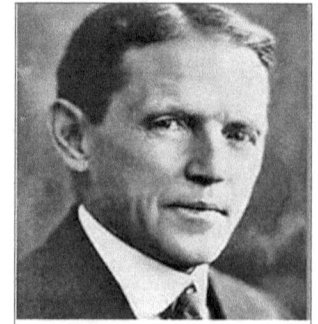

Уильям Горацио Бейтс

Согласно теории Бейтса, подобные нарушения являются результатом хронического стресса, который через перенапряжение глазодвигательных мышц приводит как к нарушению зрения, так и к болевым ощущениям. Так же как йога, метод Бейтса нацелен на восстановление расслабленного состояния глазных мышц. Как и йога, он стремится восстановить связь сознания и тела. Таким образом, методика Бейтса и есть настоящая йога для глаз!

Хроническое перенапряжение сознания

Занимаясь исследованиями зрительных функций, доктор Бейтс изучил поведение людей, имеющих нормальное и более чем нормальное зрение. На основе этих исследований он разработал упражнения, воспроизводящие оптимальное зрительное поведение. В каждом из нарушений рефракции доктор обнаружил «напряжение сознания», которое проявлялось в напряжении тела, лица и, особенно, глаз. Бейтс предположил, что для облегчения хронического напряжения в глазах, как и в других частях тела, необходимо научиться правильно их использовать и часто

В каждом нарушении рефракции Бейтс обнаружил «напряжение сознания», которое проявлялось в напряжении тела, лица и глаз.

расслаблять. Каждое упражнение Бейтса как раз и представляет собой технику такой релаксации.

Дневное полноцветное зрение является наиболее острым на маленьком участке в центре ретины, который называется макула. Макула оформлена в виде параболического приёмника – подобно антенне-тарелке, но только для света. Острота зрения в центре равна 20/20, а в десяти градусах в стороне

Ретина (лат. retina – сетка) – внутренняя задняя часть глазного яблока, воспринимающая световые впечатления, то же, что сетчатка.

от центра показатель уже будет 20/400, то есть на уровне официально признанной слепоты. Правильно функционирующий глаз видит наилучшим образом мелкие детали, если он смотрит на них путём так называемой центральной фиксации. В практике офтальмологии термины «центральная фиксация» и «зрение 20/20» являются синонимами. Плохо функционирующий глаз перенапрягается, а затем нарушает чувствительность макулы до такой степени, что она утрачивает «центральную фиксацию». Но она может быть восстановлена через упражнения Бейтса!

Чтобы видеть множество деталей одинаково хорошо, глаз, настроенный на 20/20, должен быстро перемещаться от одной остро воспринятой детали к другой. Бейтс тщательно

> *Макула – центральная часть сетчатки, которая располагается к виску от диска зрительного нерва.*

изучил этот процесс и назвал его «шифтинг». Хорошее дневное зрение является пассивным и не требующим усилий. Оно состоит из автоматической чёткой центральной фиксации и шифтинга.

В норме, глаза работают в паре с затылочными долями мозга, отвечающими за зрение. В состоянии тревоги ведущими становятся лобные доли, за счёт чего зрение обостряется. При этом включаются механизмы повышения контраста и зрачки расширяются. Глаза прекращают перемещаться в режиме шифтинга, начиная работать в типичном для близорукости режиме «вглядывания» – с целью включить как можно больше деталей в поле

> *Близорукость – это дефект (аномалия рефракции) зрения, при котором изображение формируется не на сетчатке глаза, а перед ней.*

зрения с острым фокусом. Но это невозможно, так как макула не способна вместить широкие площади в зону ясного фокуса. Пока глаза напрягаются, чтобы сфокусироваться на широкой площади, поле зрения фактически сужается и периферическое зрение утрачивается. Глаза начинают болеть от перенапряжения, но одним из элементов процесса тревоги является отключение болевой чувствительности. Лицо нахмуривается, приводя к спазму мышц в области глаз. Нарушается кровообращение. Как результат, количество кислорода, достигающее глаз, заметно снижается.

> *Начало исправления зрения заключается в умении расслабляться.*

Итак, начало исправления зрения – умение расслабляться. Расслабление – это новая деятельность, непривычная, необычная. Когда мы занимаемся таким делом, не напрягаясь, не стремясь к получению результата, мы расслабляемся, наше сознание активизируется, расширяется поле поиска, поле свободы. Мы открываем для себя новые возможности, новые перспективы.

Упражнения доктора Бейтса

Палминг. Выключите свет и включите мягкую музыку, если вам нравится. Разотрите свои ладони одна об другую, пока они не потеплеют, затем расслабьте плечи. Закройте глаза и нежно покройте их ладонями, основание ладони должно находиться на выступе скулы. Не надавливайте на глаза – вы не должны прикасаться к глазам, надо лишь покрыть их. Дышите глубоко, медленно, без напряжения. Представьте чёрный предмет и поместите его на чёрном фоне (чёрные очки на чёрном столе, в тёмной комнате, окно закрыто тёмными шторами, за окнами чёрная ночь). Разукрасьте весь мир в чёрный цвет. Помните: до шестидесяти процентов учеников получают улучшение от одного лишь палминга!

Саннинг. Выйдите на открытое пространство при ярком солнечном свете. Закройте глаза, поднимите лицо к солнцу и начните медленно вращать головой из стороны в сторону, как бы лениво отвечая «нет-нет». После тридцати «нет-нет» вновь возвратитесь к палмингу, а затем опять к саннингу.

Шифтинг. Взгляните на картинку, висящую на стене. В расслабленном состоянии перемещайте ваше внимание от одной мелкой детали к другой. Затем закройте глаза и образно представьте то, что вы увидели. Теперь представьте, что страница очень белая, а каждая самая мельчайшая частица буквы очень чёрная. Теперь откройте глаза и оцените черноту каждой буквы. С каждым новым разом буквы будут появляться всё яснее и яснее.

Блинкинг. Мигайте в быстром темпе около трёхсот раз. Представьте образно, как вы мигаете, затем снова мигайте, спокойно и глубоко дыша. Этим вы обеспечиваете глазам необходимый для них массаж и очистку. В состоянии интенсивной концентрации и беспокойства – именно тогда, когда мигание было бы наиболее походящим – мы чаще всего блокируем эту крайне необходимую функцию, поступая точно так же, как при сдерживании своего дыхания. Подкрепите себя несколькими расслабленными вдохами, затем ещё одной серией миганий, и вы сможете закрепить столь важный навык – а затем использовать его, когда он будет необходим.

Регулярно выполняя нехитрый комплекс упражнений доктора Бейтса, вы не только надолго сохраните острое зрение, но и в значительной степени восстановите его, если проблемы уже присутствуют.

КАКАЯ ФИЗИОТЕРАПИЯ НАМ НУЖНА?

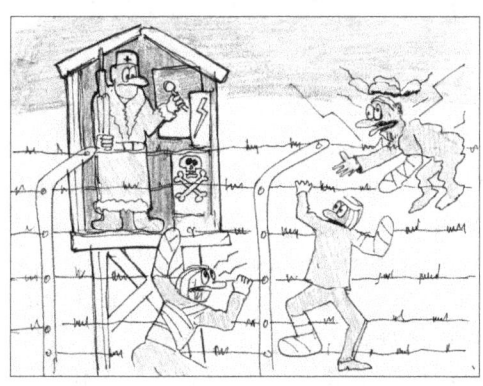

*Электричеством лечиться
Нынче модно, только всё ж
Боль от этого лишь злится –
Током спазм не прошибёшь!*

«Почему вы не пользуетесь ультразвуком и электростимуляцией? – спросила меня одна из пациенток нашего офиса. – Я раньше принимала курортное лечение, мне это очень помогало…» Довольно типичный вопрос. И действительно, зачем отказываться от красивой аппаратуры, которая к тому же иногда помогает? Вот и ответ… Как часто помогает? И насколько безвредна эта терапия?

Альтернативы традиционной физиотерапии

Я начинал свою врачебную деятельность врачом в хорошо оборудованном медицинском пункте, обслуживавшем несколько воинских частей. У нас было много пациентов с болевыми синдромами позвоночника и конечностей. И, разумеется,

Объединение разных физических методов лечения в единую научную и клиническую дисциплину – физиотерапию – произошло на Первом съезде физиотерапевтов в Льеже (Бельгия) в 1905 году.

в соответствии с медицинскими стандартами, я широко использовал в лечении пациентов ультразвук, диадинамические токи, электрофорез, инфраред и… – результаты не впечатляли. Тогда я стал использовать в своей практике акупунктуру. Это значительно повысило количество исцелённых и привлекло большое количество нуждающихся в исцелении. Но и в случае с акупунктурой

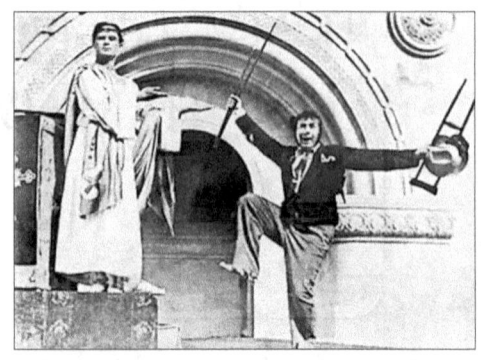

меня смущал тот факт, что у одних больных она приносила чудные плоды, а у других, вопреки всем китайским и рефлексотерапевтическим теориям, буксовала на месте. И вот тогда я познакомился с методикой мануальной терапии. Это было поистине впечатляюще! Пациент заходит с тяжелейшим ущемлением седалищного нерва, что называется – ни согнуться, ни разогнуться. Резкое встряхивание, закручивание таза, щелчок – и, как в фильме про святого Йоргена, больной распрямляется, а затем, пританцовывая, покидает кабинет! К сожалению, и эта терапия оказалась не без подводных камней. Но о них чуть позже. А сейчас нам пора вернуться к ответу на вопрос, почему в нашем центре восстановительной медицины мы обходим стороной «чудеса» медицинских технологий.

Оказывается, есть ещё одно важное «но». Гораздо чаще, чем с упомянутыми рассказами о высокой эффективности физио-

Физиопроцедуры нередко вызывают острое повышение давления, приступы головной боли и тошноту.

процедур, я сталкиваюсь с резкой оценкой их бесполезности и во многих случаях – с эпизодами острого повышения артериального давления, приступами головной боли, тошноты и недомогания после подобных воздействий. Сами понимаете, для врача основной принцип – «Не навреди». Так что, исходя только из этого, я уже предпочёл бы обходиться в своей практике без электричества. Но если учесть ещё и разницу в эффективности, то вообще никакого сравнения! В чём же сила такой эффективности мануальной терапии?

Порочный круг компрессии

> *В основе боли лежит спазм, компрессия – поэтому, устранив компрессию, можно получить почти мгновенное облегчение.*

В основе боли почти всегда лежит спазм, ущемление, компрессия – будь это компрессия кровеносных сосудов спазмированной мышцей, ущемление корешка выпятившимся диском или заклинивание связок и менисков между суставными поверхностями. Когда это случается, компрессия порождает боль, отёк и спазм, а они, в свою очередь, усугубляют компрессию. Получается замкнутый порочный круг. Можно, конечно, пытаться разорвать его, воздействуя на отёк, на воспаление, на циркуляцию, но можно и просто устранить саму компрессию – как бы открыть дверь, прищемившую палец. Это приносит почти мгновенное облегчение.

На таком принципе работают все техники мануальной терапии. Они эффективны и эффектны. Но, к сожалению, порой стремление врача к мгновенному облегчению вредит эффективности мануальной терапии, а самое главное – её безопасности. Когда врач (а часто и сам пациент) считает, что надо вправить подвывих в суставе или грыжу диска, и стремится добиться характерного хруста любой ценой, то вместо декомпрессии он часто наносит больному дополнительные микротравмы, которые даже в случае первоначального облегчения в дальнейшем ведут к хроническому воспалению и нестабильности сустава.

Поэтому важно найти не просто мануального терапевта, а именно того, кто избегает жёстких манипуляций, резкого растяжения, хруста в суставе. При правильной осевой декомпрессии сила воздействия всего лишь уравновешивает силу спазмированных мышц, обеспечивая выведение сустава на грань самокоррекции. Несколько спокойных процедур такого типа дают не просто краткосрочный эффект, а стабильное выздоровление.

Если подобная терапия сопровождается индивидуально подобранными упражнениями, которые помогают укрепить мышечный корсет позвоночника и суставов, то это даёт как раз тот результат, который мы ожидаем от идеальной физиотерапии.

СКОЛИОЗ – ИСКРИВЛЕНИЕ СПИНЫ

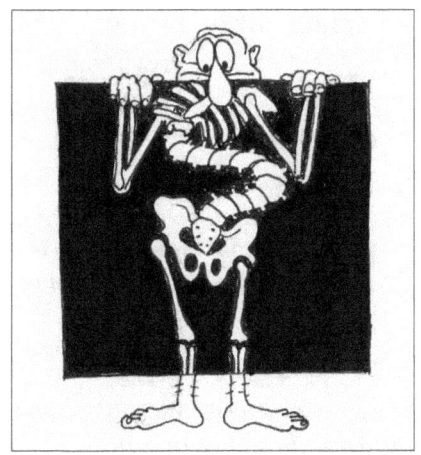

Без осанки и конь – корова.
Русская пословица

Нехорошо человеку жить с кривой спиной. Некрасиво и неудобно… Поэтому так пугаются родители, когда видят искривление позвоночника у своего ребёнка. А так как чаще это встречается у девочек, то беспокойства ещё больше: «Ей же с такой спиной замуж выходить, ребёнка рожать!» Что можно сделать? Кто может помочь?

Два вида сколиоза

Для начала надо сразу определиться. Есть сколиоз мышечного корсета, и есть сколиоз с костной деформацией. Если позвонки принимают клиновидную форму и в таком состоянии окостеневают – помочь может только оперативное лечение. В таких случаях не надо искать чудотворцев и костоправов, надо найти талантливого и опытного хирурга. Современная хирургия становится менее травматичной, более щадящей и всё более успешной.

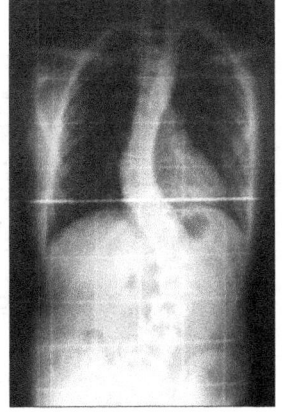

Причина сколиоза, как правило, не в позвонках, а в суставах и мышцах.

Но, к счастью, таких ситуаций — меньшинство. В большинстве случаев причина не в позвонках, а в суставах и мышцах. Слабость и неэластичность связочно-мышечного аппарата острые и хронические травмы околопозвоночных мышц (неправильная осанка, тяжёлые, неудобные портфели) приводят к тому, что в период интенсивного роста (десять-четырнадцать лет) позвоночник «закручивается» вокруг коротких спазмированных мышц и тугих связок. В результате у многих детей в подростковом возрасте возникает так называемый идиопатический (самопроизвольный, беспричинный) сколиоз. Само это название уже немного абсурдно. Как здоровый позвоночник сам по себе, без явной причины вдруг закрутился и загнулся? Про-

Сколиозом называют любое отклонение позвоночника во фронтальной плоскости – фиксированное или нефиксированное.

сто создатели этого термина имели в виду, что такие искривления возникают без явных костных или нейромышечных нарушений.

Родовая травма

Неявное смещение крестцово-тазового или шейно-черепного сочленения часто остаётся недиагностированным.

Одной из часто встречающихся причин сколиоза является скрытая родовая травма. Явная родовая травма — перелом ключицы, травма черепа, вывих бедра — всегда диагностируется и лечится. А вот неявное смещение крестцово-тазового или шейно-черепного сочленения встречается намного чаще, но остаётся недиагностированным. Чаще всего повреждается одна сторона, и в дальнейшем именно здесь возникают мышечный спазм и болезненная тугоподвижность этих сочленений, которые сначала проявляются лёгкой кривошеей и нежеланием ребёнка ползать или вставать на повреждённую ногу полностью. Затем, в период полового созревания и ускоренного роста, эти тугоподвижные мышцы и суставы приводят к сколиозу.

Коррекция возможна

Большинство сколиозов имеют вполне определённую причину – недостаточность суставно-мышечного аппарата.

Подавляющее большинство сколиозов имеют вполне определённую и, главное, корректируемую причину. Её название – недостаточность суставно-мышечного аппарата. В данном случае существует два подхода коррекции проблемы. Слабые мышцы надо укрепить – для этого существует целый арсенал различных гимнастик. С другой стороны, зажатые мышцы и суставы надо освободить. Здесь может помочь специальный массаж, очень деликатная и высококвалифицированная манипуляционная терапия, а также упражнения для стретчинга (растяжки), которые должен проводить опытный профессионал. Чуткие руки легко находят болезненные точки в основании черепа или крестца и лёгкими мобилизирующими манипуляциями восстанавливают утраченную подвижность. Если зажатое расслабить, а слабое закрепить, то можно добиться полного исправления идиопатического сколиоза у большинства детей.

Чем раньше начинается такое лечение, тем быстрее и легче достигается результат. Поэтому родителям очень важно знать, как самим определить наличие сколиоза. Ниже описаны эти признаки, но сначала попросите ребёнка встать к вам спиной и расслабиться.

Итак, обращаться за помощью к врачам нужно, если вы обнаружили у вашего ребёнка хотя бы один из следующих признаков:

- наклон головы в одну сторону и ограниченная подвижность шеи;

- хождение на носках;

- одно плечо чуть выше другого;

*- выпирает угол одной из лопаток, лопатки несимметрич-
ны;*

*- различное расстояние между прижатой рукой и талией
справа и слева;*

- при наклоне вперёд заметна кривизна позвоночника.

*Помните: ранняя диагностика сколиоза и своевременная
квалифицированная помощь – залог успеха в лечении этой «болезни роста».*

ЧЕГО НАЧИНАЕТСЯ…
ОСТЕОХОНДРОЗ?

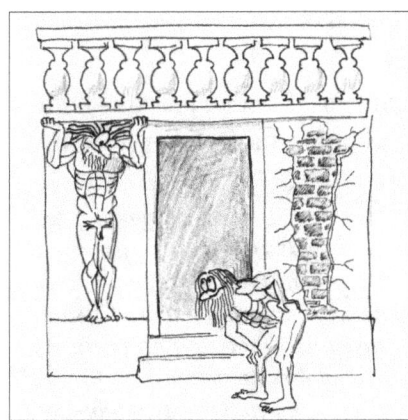

Чтоб не мучил вас вопрос
«Есть ли остеохондроз?» –
Нужно вам, отбросив лень,
Упражняться каждый день!

Остеохондроз позвоночника — скрип, хруст и тугоподвижность шеи, поясницы, суставов… Бич цивилизации! Расплата за любовь к комфорту и покою, «чёрная метка», означающая начало возрастных изменений, или, по-простонародному, старости. Как только его не называют – дегенеративная деформация суставов, отложение солей, «песок в суставах», «шипы позвоночника». Что же происходит на самом деле? И как мы можем себе помочь?

Что такое остеохондроз

«Остеохондроз» в переводе с латыни означает «окостенение хрящей». Столь драматичное имя связано с тем, что в конечной стадии это заболевание действительно ведёт к деформации суставных поверхностей и необратимому нарушению их функции. Так происходит вследствие многолетних воспалительных процессов в околопозвоночных суставах и

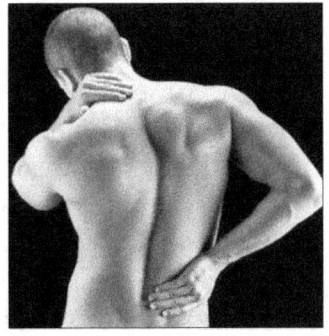

случается, как правило, в очень преклонном возрасте. Можно сказать, что это последний этап «большого пути». Каковы же предыдущие этапы? С чего начинается наша «старость»?

Первые ласточки

Чаще всего это случается лет в тридцать – утром, когда вы впервые ощущаете непривычную тяжесть и боль в шее или в пояснице.

У вас и раньше, возможно, болела спина и шея после сильной физической перегрузки, долгого сидения за рулём или компьютером – однако на утро молодой организм обычно одерживал уверенную победу над всеми болями и хворями. И вот впервые утром не вертится шея или не гнётся поясница.

> *Важным фактором, влияющим на развитие остеохондроза, является несимметричная работа мышц позвоночника при привычных неправильных позах. Кроме того, стимуляторами патологических процессов выступают гиподинамия и ожирение.*

Первый звонок! Но это ещё совсем не остеохондроз. Чаще всего боль такого типа носит обратимый характер и является следствием хронического мышечного спазма. На неё принято не обращать внимания, не обращаться к врачу. Само пройдёт…

История боли

У некоторых действительно боль проходит и не возвращается никогда. У большинства же начинается «история болезни». Боль проходит, когда уходит стресс, увеличивается физическая активность. На отдыхе мы забываем о её существовании, чувствуем себя сильными и молодыми. Но начинается слякоть, заморозки, авралы на работе, стрессы дома – и снова то тут болит, то там тянет. Так наступает второй этап болезни. Прострел! Неважно, в пояснице, шее или плече. Но боль! Это уже не та нудящая, тянущая тугоподвижность – острая боль пугает нас и гонит на приём к врачу. Здесь-то, лет в сорок-пятьдесят, нас и поджидает информация о возрастных изменениях, отложении солей, нам рекомендуют принимать противовоспалительные и обезболивающие таблетки, назначают физиотерапию и объясняют, что так оно будет и дальше. Но… это не совсем так. Острая боль – ещё не деформация суставов, даже если они хрустят при движении. Пока что имеется лишь воспаление мышц, связок или суставной капсулы («бурсы»), хотя это уже более серьёзные изменения, более глубокие повреждения опорно-двигательной системы, но всё же – это ещё не «возрастной процесс», не безысходная «дорога в один конец». О том, какие есть у нас варианты, мы поговорим чуть ниже.

А пока… «но пронзительный мотив начинается» – как поют любимые всеми Сергей и Татьяна Никитины. Боль в суставах позвоночника и конечностей становится хронической.

Наступает состояние, о котором любят шутить: «Если проснулся и ничего не болит, значит – умер». Хроническое воспаление околосуставных тканей – мышц и связок, в конце концов, приводит к воспалению хрящей внутри сустава. Это уже совсем другая тугоподвижность и скрип. Суставы распухают, иногда краснеют, деформируются и постепенно «костенеют» за счёт отложения солей кальция в участках

> *Хроническое воспаление мышц и связок приводит к воспалению хрящей внутри сустава – это и есть настоящий остеохондроз.*

хронического воспаления и дегенерации. Вот это уже остеохондроз в полном смысле слова! Но настигает он нас обычно после шестидесяти-семидесяти лет, а некоторых и позднее. Всё зависит от того, как мы к себе относимся.

Голодающие мышцы

Если вы внимательно читали, то заметили, что всё начинается с мышечного спазма, то есть с сокращения голодной мышцы, требующей движения. Первыми обычно спазмируются шея, поясница и плечи, которые напряжены больше всего, а двигаются меньше других. Чтобы добраться до этих мышц и расслабить их, в последнее время всё более активно применяются такие популярные методы комбинированной гимнастики, как йога-пилатес. Эта система даёт широкий выбор для людей различного уровня подготовки. Совершенно необязательно закручиваться в «узлы», но если делать самые простые движения, сидя на стуле, стоя у стены и лежа на полу, — невозможно не почувствовать, как наступает желанное облегчение в шее, спине, коленях.

Для тех, кто не чувствует в себе сил на такие «подвиги», имеется возможность обратиться к специалистам. Я иногда называю свою работу «пассивная йога» или «йога для ленивых». Сначала необходимо определить, где находятся ваши хронически спазмированные мышцы — обычно они более плотные и болезненные на ощупь, — а затем специальными видами манипуляций и массажа добиться их расслабления. Это сопровождается иногда

> *Если вы хотите избавиться от боли при остеохондрозе, то вам необходимо либо усердие – чтобы заниматься самостоятельно, либо терпение – при обращении к врачу.*

болевыми ощущениями, но даже те, кто в шутку называет меня «инквизитором», потом возвращаются ко мне вновь и рекомендуют такую терапию своим знакомым. В принципе, клин клином вышибают, так что, если вы хотите избавиться от боли, вам необходимо либо приложить усердие и взяться за дело самостоятельно, либо запастись терпением и обратиться к врачу.

Именно в вопросе заботы о позвоночнике ярко проявляется простая альтернатива: регулярно самому делать упражнения, не лениться, тратить на это своё время и силы – или довериться хорошему специалисту, оплачивая его труд и время. Решение принимать только вам, основываясь на собственных привычках и характере.

ПРОСТРЕЛ ПОЯСНИЦЫ!

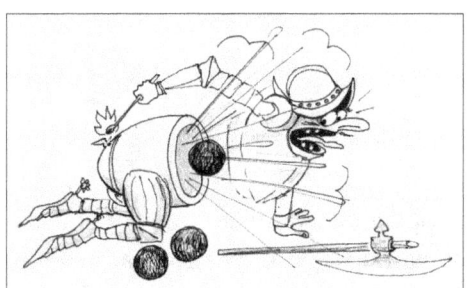

Будто залп из острых стрел,
Поразил меня прострел,
Но никак я не пойму:
Кто стрелял и почему?!

Что такое «прострел»? Согласно толковому словарю, это «ломота, нытьё и колотьё в пояснице». Медицинская энциклопедия сообщает, что, «по науке», это называется радикулитом (воспаление корешка спинного нерва) или ишиасом (воспаление седалищного нерва). Здесь же уточняется: такие заболевания возникают в результате грыжи межпозвонкового диска или воспалительных изменений позвонковых суставов, связок и мышц.

Но все словари вместе с пациентами сходятся на том, что состояние это – крайне неприятное, потому что проявляется оно в виде острой внезапной боли, при которой невозможно ни разогнуться, ни повернуться. Причём так продолжается часами, днями, а порой и неделями… Обрушивается это состояние на человека чаще всего внезапно: «Я подняла ребёнка, и...», «Я садился в машину, и вдруг…», «Я просто слегка наклонился, чтобы почистить зубы, а разогнуться уже не смог…»

Подобное хорошо известно и тем, кто носит тяжести – например, грузчикам, а также таксистам. И тем, кто «любит» чистить снег или передвигать тяжёлую мебель без помощников. Что же за всем этим стоит? Откуда такая дикая боль? Попробуем разобраться. Один

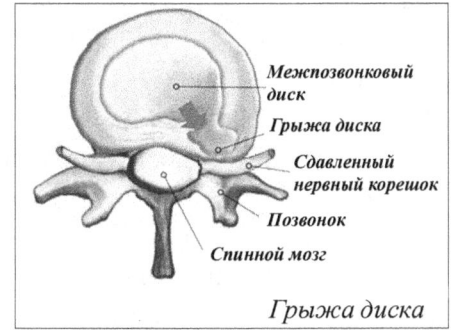

Межпозвонковый диск
Грыжа диска
Сдавленный нервный корешок
Позвонок
Спинной мозг

Грыжа диска

из механизмов здесь – нарушение целостности межпозвонкового диска и его выпячивание в направлении спинного мозга или нервных корешков. То есть – грыжа межпозвонкового диска.

Прорыв из кольца

> *При простреле желеобразное содержимое диска выдавливается и раздражает нервные окончания, причиняя боль в пояснице, ягодице, бедре, голени.*

Желеобразное содержимое диска выдавливается наружу и раздражает нервные окончания, причиняя сильную боль, как в самой пояснице, так и в ягодице, бедре, колене и голени. Такое нарушение целостности диска очень опасно, так как может вести к необратимой потере функции нервов, обеспечивающих движение нижних конечностей и контроль кишечника, а также мочевого пузыря. Поэтому многие врачи, стремясь защитить себя от медицинской ошибки со всеми вытекающими отсюда неприятностями, первым делом направляют пациента на MRI (магнитно-резонансную томографию). Чем она отличается от рентгеновского снимка? MRI дает послойное изображение позвоночника и, в отличие от рентгена, «видит» не только кости, но и мягкие ткани – мышцы, диски, связки. Надо ли это делать всем, кого «прострелило»? Нет. Только тем, у кого есть сильное подозрение на разрыв диска – боль в результате резкого поднятия тяжести, острой травмы с нарушением чувствительности и движения в конечностях.

Но что же делать остальным? Что является источником сильной боли, если нет грыжи? Чаще всего – причины те же, что и при острой травме коленей или голеностопа:

> *Несгибаемость – свойство характера, присущее больным радикулитом.*
> *Народная шутка*

растяжение мышц, связок, спазм, отёк, воспаление. Хоть там и нет дисков, а боль похожая – «колотьё и ломота» вместе с невозможностью стать на ногу и шевелиться. Вокруг позвонков – такие же мышцы, которые столь же легко травмируются и спазмируются, воспаляются и отекают.

Покой и холод

Многие верят, что лучшее средство – тепло на поясницу, но это увеличивает отёк, а он усиливает боль!

Как можно себе помочь? Многие верят, что боль в спине – от простуды, и, следовательно, лучшее средство – тепло на поясницу. Я видел за свою практику немало пациентов, буквально перекрученных после такого «лечения». В чём тут дело? Всё очень просто: воспаление повышает проницаемость сосудов и ведёт к отёку. Это нормальный защитный механизм – стремление обездвижить повреждённую область и остановить возможное кровотечение. Наш организм умён и знает, что надо делать, чтобы «было хорошо». Но! Слишком много – тоже нехорошо. Отёк, усиливая давление в тканях, раздражает нервные окончания и рождает боль. Теперь представьте: вы добавляете тепло, усиливаете прилив крови к этому участку. Что происходит? Вы усиливаете отёк, а он усиливает боль! Боль ведёт к спазму мышц. Отсюда перекрученные, искривлённые поясницы.

Отёк обеспечивает неподвижность, отсюда первое правило: помогите организму ограничить движение

Но что же на самом деле хорошо? Хорошо, когда мы помогаем организму делать то, что делает он сам. Формулируется это следующим образом: отёк нужен для того, чтобы обеспечить иммобилизацию (неподвижность). Отсюда первое правило: помогите организму ограничить движение, наденьте плотный пояс, который всегда есть в хорошей аптеке. Постарайтесь двигаться, «как деревянный», поворачиваться всем телом, садиться и вставать с помощью рук, приспосабливать максимально удобно рабочее место. Обеспечьте своей спине режим максимальной заботы, и вы удивитесь, как быстро она ответит добром на вашу заботу!

Правило второе: лёд, охлаждение приносят мгновенное облегчение.

Теперь правило второе. Раз тепло вредит – значит, обратное должно помогать? Точно! Лёд, охлаждение – разумеется, в разумных пределах – приносит мгновенное облегчение. Можно делать холодные компрессы, а ещё лучше массаж со льдом по десять-пятнадцать минут каждые два-три часа. Это уменьшает отёк, улучшает тонус сосудов, успокаивает воспаление. Кстати о воспалении. Существует простое средство под названием Ибупрофен (или его аналоги), которое великолепно помогает. Только принимать его надо в правильной дозе. Это средство помогает притормозить развитие воспаления, отёка и боли. Причём это не просто болеутоляющее средство, «обманывающее» организм, а реальная помощь в борьбе против механизма «прострела».

Вытеснение спазма

И наконец, самый главный источник боли – спазм, который причиняет ощущение ущемления, заклинивания, неподвижности. Что нам делать с ним? Спазм, как и отёк, – часть защитной реакции организма, нацеленной на иммобилизацию повреждённой части тела. Но, как и с отёком, если он превышает разумные границы, то сам становится источником боли и воспаления. И вот здесь, чтобы помочь организму, нам придётся немного его «притеснить». Причина проста: стоит позволить организму войти в «постельный режим», как он задержится в

Длительный постельный режим может вести к атрофии мышц, при которой волокна мышц истончаются и сокращаются.

таком состоянии надолго. Полное отсутствие движения – зелёный свет беспрепятственному росту спазма мышц. А если они войдут в глубокую контрактуру, то выйдут из неё уж и вовсе нескоро.

И вот тут – проблема. Полная неподвижность – плохо, а движение – опасно. Куда «бедному крестьянину» со своей «ломотой» податься? Кто может помочь устранить спазм, не усиливая воспаление? Кто знает, как добраться до тех скрытых «кнопочек», которые распустят «мёртвые петли» спазмированных мышечных волокон?

> *Устранить спазм мышц, не усиливая воспаление, может квалифицированный мануальный терапевт.*

Ответы на эти вопросы существуют и сводятся в данном случае к одному. Мануальный терапевт – врач, знающий одинаково хорошо как клиническую медицину с её диагностикой и медикаментозными средствами лечения, так и все виды мануальных манипуляций – нейромышечный массаж, хиропрактику, остеопатию… К сожалению, в Америке, где я практикую, такой медицинской специальности нет. Есть отдельно хиропрактики, не имеющие права использовать медикаменты и делать инъекции. Есть массажисты – не врачи, с более или, чаще, менее солидной медицинской базой. Есть остеопаты – тоже врачи, но чаще всего не использующие в своей практике мануальные техники из опасения быть сопричтёнными к массажистам или хиропракторам…

Именно это стало одной из главных причин открытия мною на американской земле реабилитационного центра, в котором мы успешно устраняем последствия прострела, совмещая достижения классической и нетрадиционной медицины.

Мой опыт и опыт моих коллег подтверждает: комбинация медикаментозного и мануального лечения у пациентов, попавших к нам после того, что они называют прострелом, позволяет нам добиваться успешных результатов в крайне сложных и запущенных случаях.

«ШПОРНЫЙ» ВОПРОС

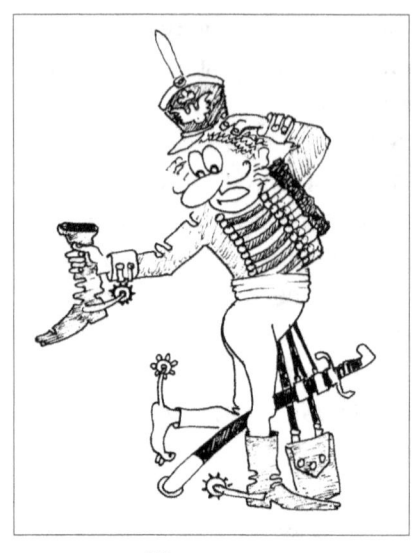

Какие тут могут быть споры?
Любому понятно и так:
Когда появляются «шпоры»,
То это со-о-всем не пустяк!

– Представляете, доктор: я встала с утра и не могу ступить на пятку! Такая боль, хоть караул кричи! Она уже недели две побаливала после сна, но обычно через полчаса-час проходила. А вчера я дольше постояла на кухне, приехали гости. И вот сегодня утром…

Это наиболее типичный сценарий, когда пациент приходит с острой болью, которая обрушилась на него – чаще на неё – впервые. Впрочем, обычно ко мне приходят больные, которые уже обращались к врачам, долго лечились и попросту устали – и от лечения, и от боли. Эти бедолаги, обременённые болезненным опытом и «знаниями», прямо с порога рассказывают, где у них на снимке обнаружена «шпора», какая она острая, гнусная и как они надеются на мою помощь. Часто они уже успели попробовать и ультразвук, и гормональную инъекцию, но остались при своих мучениях.

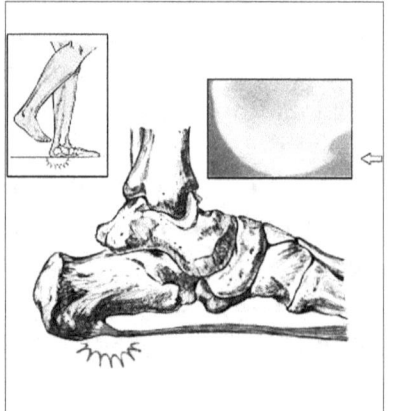

Уплощение продольного свода +
перегрузка → тендопериостопатия
= ПЯТОЧНАЯ «ШПОРА»
(боль «в пятке» в моменты опоры,
особенно - первые шаги с постели)

Взгляд на шпору

Прежде всего, это сочетание сразу двух явлений. Первое – воспаление синовиальной сумки (бурсит) или надкостницы (периостит), а также дегенеративно-дистрофические (только не пугайтесь!) изменения в прилегающих к «шпоре» тканях. Второе – шиповидное костное разрастание на подошвенной поверхности пяточных костей, то есть собственно «шпора».

> *Научное название пяточной шпоры – планетарный фасциит.*

> *Самое интересное, что костная деформация, или «шпора», является не причиной, а следствием воспалительных изменений в связках и надкостнице.*

Самое интересное, что костная деформация, или «шпора», является не причиной, а следствием воспалительных изменений в связках и надкостнице. Сначала имеет место раздражение, затем воспаление, вызывающее боль, за которым следует лечение, часто бесполезное. И только после всего этого появляется отложение кальция в воспалённых тканях и видимые изменения на рентгене – пресловутая «шпора». Вот и выходит, что «шпору» лечить попросту бесполезно! Сама по себе она не болит, поэтому нередко встречается на снимках и у тех, кто никакой боли не испытывает. Вот неожиданность! Неужели действительно не нужны все эти дорогостоящие и малоприятные процедуры? Представьте – нет, так что неожиданность можно отнести к приятным. Вам не надо резать ногу, долбить «шпору» долотом, не надо даже «разбивать» её ультразвуком… А что же надо? Всего лишь снять воспаление и устранить причины, к нему ведущие.

«Шпорные» корни

Давайте разберёмся, какие причины ведут к появлению пяточной шпоры. Прежде всего, это те самые дегенеративные изменения сухожилий и связок из-за микротравм – острых и хронических. Острые – это когда вы неудачно приземлились с парашютом или просто шагнули со ступеньки и ваша подошвенная мышца перерастянулась или надорвалась. Теперь она уже долго не оставит вас в покое и может напоминать о себе спустя многие месяцы и даже годы.

Хронические микротравмы более распространены у людей с избыточным весом, плоскостопием, работающих часами стоя,

> *Болезнь впервые была описана Плетнером в 1900 году.*

а также у пользующихся обувью с бесформенной плоской подошвой. Механизм такой же, как и при острой травме, но здесь изменения сначала происходят на микроуровне, а затем накапливаются изо дня в день и однажды проявляются сильной болью, о которой мы говорили вначале.

Разгрузка ступни

Методы лечения вытекают из причин и механизмов заболевания. Во-первых, это уменьшение нагрузки на ступню – ограничение работы стоя, использование малейшей возможности присесть или хотя бы опереться коленом одной, а затем другой ноги на низкий стул. Уменьшение веса тела даже на пару килограммов тоже может существенно снизить травмирующую нагрузку! Но главный момент – правильная обувь. Я избавил нескольких пациентов от многомесячной прогрессирующей боли в ступнях одним простым способом – порекомендовал им носить обувь дома, только не плоские тапки, а хорошую домашнюю обувь, поддерживающую свод подошвы. Сколько женщин ходят по дому

> *Я избавил нескольких пациентов от многомесячной прогрессирующей боли в ступнях одним простым способом – порекомендовал им носить обувь дома, только не плоские тапки, а хорошую домашнюю обувь, поддерживающую свод подошвы.*

босиком, стоят у плиты после того, как отстояли день на работе! Нужно помнить, что мышцы – не железные, они, в конце концов, надрываются и воспаляются. В то же время стоит дать им поддержку в виде хорошей ортопедической подошвы или хотя бы стелек – и боль уходит, как вода в песок.

Холодная вода

Кстати о воде. Холодная вода – тоже очень хорошее средство от боли в подошве. Как я уже говорил, причина боли не костная деформация, а воспаление мышц и связок подошвы. Ну, а воспаление и отёк – следствие паралитически расширенных капилляров, по которым кровь движется едва-едва. Чтобы усилить циркуляцию и уменьшить отёк, надо погрузить больную ногу в ледяную ванночку на одну-две минуты, затем вытащить, растереть и заморозить в воде ещё два-три раза. В общей сложности должна получиться десяти-пятнадцатиминутная процедура. При острой боли такую процедуру можно повторять каждые три-четыре часа, в остальных случаях – хотя бы два-три раза в день.

Коррекция осанки

Медицинское лечение шпоры также включает в себя исправление нагрузки на стопы и противовоспалительное лечение. Врач осматривает осанку больного и проверяет, нет ли перекоса таза в одну сторону. Такое отклонение ведёт к функциональному укорочению нижней конечности. Если это нарушение обнаруживается, врач либо подбирает специальную подкладку под пятку, либо с помощью особых манипуляций и упражнений добивается коррекции таза и позвоночника. Кроме того, существенно помогает специальный массаж, а также мобилизация мышц и суставов стопы – это снимает функциональный блок, улучшает лимфатиче-

ский дренаж и способствует скорейшему заживлению воспалённых тканей.

Пожар воспаления

Противовоспалительное лечение включает в себя правильно
подобранную комбинацию обезболиваюших и противовоспалительных медикаментов. В последнее время появляется всё больше
достаточно эффективных средств натурального и гомеопатиче-
ского происхождения. В крайнем случае, если боль категорически
не поддаётся «на уговоры», можно применить более радикальное
средство – инъекцию стероидного препарата в эпицентр боли. Я
в своей практике использую предварительную анестезию, чтобы
сделать процедуру не слишком «впечатляющей», хотя некоторые
врачи считают, что болевой шок тоже имеет определённое тера-
певтическое значение. Однако я не являюсь сторонником подобной шоковой терапии.

Что же касается стероидов вообще, то они действительно
хорошо подавляют воспаление, но в долгосрочной перспективе
лишь ускоряют и усиливают дегенеративные изменения в связках, делая их более уязвимыми к травмам.

*Мой подход иной: я стремлюсь не только погасить воспа-
лительный «пожар», но и как можно полнее восстановить
повреждённые ткани, сохранив эластичность. Только так мы
вместе с вами можем максимально продлить им срок жизни.
Им – а значит, и вам!*

СТРЕСС, ТРЕВОЖНОСТЬ, ДЕПРЕССИЯ

ПРОГРАММЫ УНИЧТОЖЕНИЯ

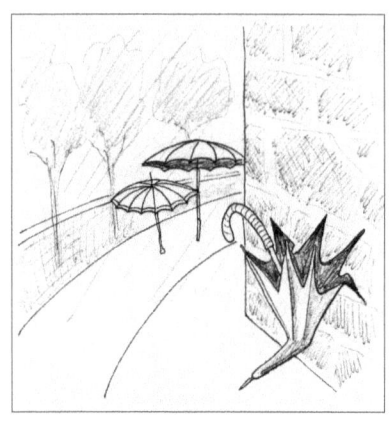

Но неожиданным ответом
К ним возвращается назад
Бездумно пущенный по ветру
Песок и ранит им глаза.

Дхаммапада

Все мы очень хотим быть здоровыми и счастливыми. Увы, как правило, нам это не удаётся… Что же нам мешает? Между тем, уже давно и ясно сказано: как хочешь, чтобы с тобой поступали люди, так поступай с ними сам. Хочешь, чтобы тебя прощали, хвалили, любили, уступали дорогу? Покажи пример! Хочешь доброго отношения – будь добр с другими. Так почему же у нас всё наоборот? Это очень образно выплеснул в своём «Крике души» Михаил Жванецкий: «Мы не похожи на всех. Нас видно. Мы агрессивны. Мы раздражительны. Мы куда-то спешим и не даём никому времени на размышления. Мы грубо нетерпеливы. Все молча ждут, пока передний разместится, – мы пролезаем под локоть, за спину, мы в нетерпении подталкиваем впереди стоящего: он якобы медленно переступает…»

Страх рождает гнев

За нашим негативным отношением к окружающим находятся жажда счастья и страх, что некто у нас это счастье украдёт.

Что за этим стоит? Жажда счастья и страх, что некто нам это счастье испортит, отравит, украдёт. Именно этого «некто» мы заранее ненавидим и стремимся как

можно раньше обнаружить и обезвредить! Отсюда наша торопли-
вость и взрывчатость, непреклонность и непримиримость. Мы не
желаем понимать и прощать. «Ты
им только дай слабину, они ж на
голову сядут!» – сколько раз мы
это слышали и произносили сами.

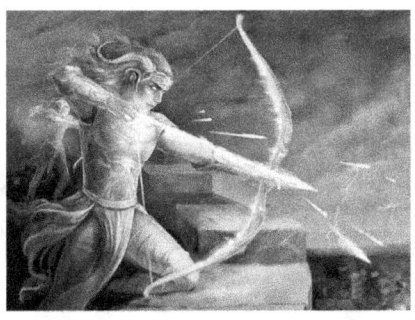

И что мы имеем в итоге? В итоге мы имеем «чёрные очки» на глазах нашего главного органа хорошего настроения – лимбической
системы. Ибо она устроена так, что утихает и «розовеет» от оби-
лия приятных привязанностей: друзей, родных, любимых людей.
А в состоянии изоляции и вражды она, как синее море, чернеет
и становится очень неспокойной, подозрительной, дёрганой, не
даёт нам расслабиться ни днём, ни ночью. Поскольку здесь рас-
положены главные подкорковые анализаторы всех основных органов чувств, то мы перестаем чувствовать запах цветов и вкус
фруктов, звуки музыки и синь небес… Мы попадаем в тусклый,
серый, пожухлый и безвкусный мир, от которого «не ждём уж ничего мы», кроме очередной порции стресса.

Все болезни – от… злости!

Дальше – больше. В той же лимбической системе расположе-
ны центры регуляции симпатической и парасимпатической нервной системы, которые отвечают за пищеварение и сердцебиение,
давление и сон. Вот почему на нас обрушиваются все болезни,
большие и маленькие, – гипертония, аллергия, астма и экзема!

Наши обиды, вспышки гнева и вражда – это стрелы, которые на высшем плане превращаются в огненный дождь, испепеляющий нас самих.

И всё это – плата за наше непони-
мание того, что называется «программа уничтожения». Все наши
обиды, вспышки гнева, злые слова
и угрозы, мат, вражда и сведение
счётов – это стрелы, которые мы

неосознанно посылаем с целью казнить врагов (среди которых часто оказываются не просто хорошие люди, а наши самые близкие и родные домочадцы). Мы не придаём этим выстрелам серьёзного значения, но на высшем плане, в сфере универсального сознания, они превращаются в огненный дождь, испепеляющий… нас самих! Они не летят на самом деле никуда. Они вонзаются в наше подсознание, в

> *Принцип «не делайте другим того, чего не хотите себе» считается «золотым правилом нравственности».*

сердце нашей лимбической системы и разрушают то самое благополучие души, ради которого мы всё это мечем!

Получается точно, как в Библии: поднявший меч, от меча и погибнет. И там же, в Библии, нам даётся противоядие: прощайте обижающих вас, молитесь о проклинающих, благословляйте недругов – и сим победите. Мы так долго и старательно избавляли себя от этого с помощью атеизма и коммунизма, искореняли в себе милосердие и добродушие… Но сегодняшние открытия в нейрофизиологии и психологии неминуемо возвращают нас к этому давно забытому прошлому, которое на самом деле для нас навсегда останется вечно новым. Просто потому, что понять это можно, а вот осуществить на деле – «зуб неймёт».

Как стереть программу самоуничтожения

Для того чтобы избавиться от навязчивой привычки извергать из себя клубы злобы и уничижительных эпитетов, развернуть самого себя в обратную сторону – к смирению, терпению и кротости, необходима внутренняя работа, труд покаяния. Покаяние ведь это не просто сказать: «Каюсь, каюсь, каюсь». Это, по-гречески, «метанойя», то есть «изменение сознания», разворот понимания себя и своих ценностей на сто восемьдесят градусов.

Для начала нужно научиться чувствовать, что молотком своего гнева ты колотишь по своим собственным пальцам, и вспоминать об этом как можно скорее после приступа злобного помрачения, а затем – при первых признаках его приближения.

Если у нас получится успешно уклоняться от собственных «отравленных стрел», от агрессивных программ уничтожения – то добро и улыбка, без сомнения, коснутся наших глаз и нашего сердца. А там, где есть добро внутри лимбической системы, там и исцеление, и здоровье полной чашей!

ВЕСЕННЯЯ ПЕЧАЛЬ

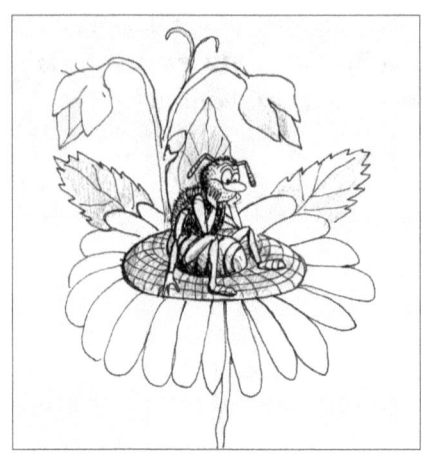

Скучна мне оттепель;
Вонь, грязь – весной я болен;
Кровь бродит;
Чувства, ум тоскою стеснены…

А.С. Пушкин

«Какая печаль? – возмутится кто-то. – Весна – это радость! Весна – это жизнь, пробуждение от спячки, бурление вод, соков, гормонов и чувств…» Да-да, согласен. И всё же, как сказал Юрий Визбор: «Есть тайная печаль в весне первоначальной». И чем старше мы становимся, тем острее ощущаем эту весеннюю хандру, болезненность, невнятную тоску, которую так чётко описал Пушкин.

С чего весной – печаль?

Так откуда же эта печаль? Не воспаряя в выси, можно сказать по-простому, по-медицински – это типичные симптомы сезонной депрессии. Чаще всего подобная проблема возникает зимой и в конце осени. Её связывают с недостатком солнца. Наша кожа хуже вырабатывает витамин D – важнейший противовоспалительный фактор, как показывают

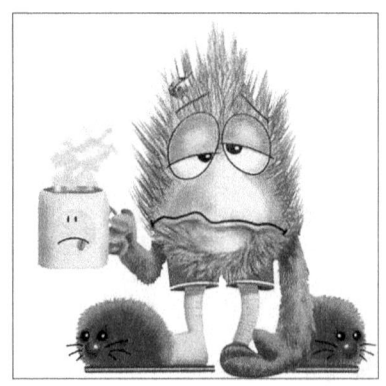

последние исследования. В результате ухудшается состояние не только суставов и мышц (обострение хронических артритов и радикулитов), но и самого мозга, его лимбической системы. Падает производство серотонина – главного гормона хорошего настроения. Таким образом, нарастает утомляемость, раздражительность, тоска по теплу, солнцу и весне.

> *Весной на фоне недостатка солнечного света и природных витаминов возникает чувство усталости, раздражения, снижение настроения, которое можно назвать депрессией.*

Но существует и весенняя разновидность хандры такого рода. К началу весны наш организм перестраивается на новый режим – длиннее становится день, ярче светит солнце, хочется многое успеть, но… не всегда всё успевается! Потребности растут, как при социализме – опережая возможности организма. Раздражительность обращается в гневные вспышки, перемежающиеся с тёмными пятнами депрессивного настроения. Важно учитывать и такие факторы, как длительный недостаток солнечного света и природных витаминов, что способствует развитию астенического состояния. Да и погодные условия в это время являются весьма переменчивыми. На этом фоне легко возникает чувство усталости, раздражения, снижение настроения и работоспособности, которое можно назвать депрессией.

Как не хандрить

Как же со всем этим бороться? Надо разгрузить организм от «долгоиграющей» пищи, среди которой мясо, сало, масло, тортики и прочие «вкусности». Православная церковь недаром установила

> *Хандра, в конце концов, становится привычкой, причём дурной.*
> *Анри де Монтерлан, французский писатель.*

в это время самый длинный пост. Здесь заключена не только духовная, но и физиологическая мудрость. Тело, освобождённое от перегрузок, связанных с пищеварением, легче справляется с переходом на новый режим активности. Кроме того, отказ от мучного, особенно от всяких хлебобулочных изделий, повышает энергию за счёт исключения глютена (клейковины), на которую кишечник у большинства людей реагирует воспалением, отёком и активацией иммунной системы. Иммунная же система при активизации просто абсорбирует все силы организма!

Чтобы было больше сил, надо больше и лучше спать. Сон – время восстановления нейро-иммунно-гормонального балланса. Организм во время сна работает, как самонастраивающийся и саморегулирующийся компьютер, освобождаясь от ненужных и вредных программ. Это тоже ведёт к прекращению энергопотерь и восстановлению.

Можно позволить себе в выходные сиесту – дневной сон. Во многих странах, где сиеста является национальной традицией, ниже уровень стресса, дольше средняя продолжительность жизни. Олег Табаков, например, перенёсший в очень раннем возрасте инфаркт, всю последующую жизнь соблюдает дневной сон и, слава Богу, радует нас своей бодростью и остроумием.

Хорошо бы хоть на время отказаться от кофе и крепкого чая. Стимуляторы и алкогольные напитки «выдаивают насухо» запасы витаминов группы В из нервной системы и коры надпочечников.

> *Стимуляторы и алкогольные напитки «выдаивают насухо» запасы витаминов группы В из нервной системы и коры надпочечников.*

Поэтому те, кто не пьёт витамины круглый год, могут именно в этот сезон получить от них пользу. И, наконец, закаливание. Простой и эффективный способ перезагрузить свой биологический компьютер! Не надо только «экстремизма» – типа обливания всего тела, купания в озере. Достаточно десять-пятнадцать секунд обливать холодной водой сначала руки до плеч, потом ноги до колен по очереди и в конце очень коротко – шею и плечи. И после энергичного растирания ваша депрессия прикажет долго жить. А что ещё нам нужно?

Итак, подведём итоги. Вот лучшие способы, которые позволят вам справиться с «весенней печалью»: умеренность и избирательность в еде; здоровый сон, включая и дневной; отказ от стимуляторов; разумное закаливание. Всё это способен освоить каждый, кто хочет сохранять хорошее самочувствие, независимо от времени года.

КОГДА В НУТРЕ МОЁМ НЕВРОЗ КРЕПЧАЕТ…

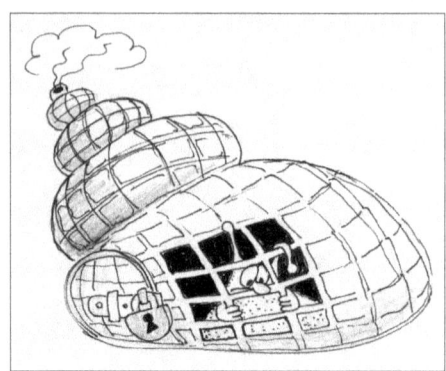

Невроз преодолеть,
Начать к здоровью бег
И больше не болеть –
Нас учит мудрый Брэгг!

Невроз, неврастения, anxiety – состояние хронического нервного напряжения, беспокойства, беспричинного страха, ощущение, что в животе будто дрожит и холодеет комок нервов, как перед экзаменом или прыжком с вышки. Это – бич цивилизации, чума информационного века. Мозг не справляется со скоростью, на которой требуется жить. Нервная система истощается и возникает состояние, которое по-медицински так и называется – невр-астения. «Астения» означает слабость, а «невр» понятно и без перевода. В общем – слабость, недостаточность нервной системы, истощение её резервов, пробой защитных механизмов.

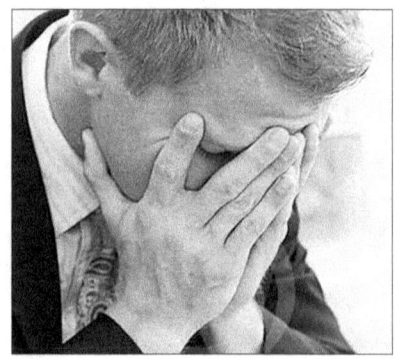

Сила Брэгга

На эту тему можно говорить бесконечно, но в качестве первого шага я хочу вспомнить знаменитого Поля Брэгга. Помимо пропаганды и изучения своего метода лечебного голодания, он занимался и так называемой в то время нервной силой. Нервная сила – энергия, являющаяся в жизни ведущей, – стала главным открытием, которое сделал для себя Брэгг. Недостаток этой силы приводит к состоянию хронического беспокойства, агрессии и страха, которые постепенно превращаются в разнообразные физические и психические заболевания.

> *Главным открытием, которое сделал для себя Брэгг, стала «нервная сила».*

Избыток же этой энергии настраивает на работу в правильном режиме важнейшие системы организма – нервную, иммунную и эндокринную. Человек, научившийся аккумулировать нервную силу, восстанавливает врождённую способность организма к саморегуляции и самоисцелению. Его организм легко уничтожает внутренних и внешних врагов, здоровье для него – постоянное и неизменное состояние. Такой человек является не продуктом хорошей наследственности и счастливого случая, а результатом избытка или недостатка

> *Доверяя природе, следуя её законам, понимая ваши физические возможности и заботясь о них, вы можете создать мощную нервную силу, которая принесёт вам невероятное счастье.*
> *Поль Брэгг*

нервной силы. Осознавая недостаток жизненных сил, люди обращаются за помощью либо к врачам, либо к психостимуляторам: чаю, кофе, табаку, алкоголю, таблеткам, наркотикам. Но эти искусственные средства только подстёгивают растрату нервной энергии, не обеспечивая её восстановления, и в результате доводят человека до грани полной апатии, депрессии и нежелания жить.

> *Единственный путь накопления нервной силы – перестройка всего образа жизни.*

Единственный путь накопления нервной силы – перестройка всего образа жизни. Организм – фантастическая самоисцеляющаяся система, если только дать ему возможность существовать в естественных условиях. Именно это открытие стало отправной точкой «великого деда Брэгга», как он в шутку называл себя сам. Брэгг всей жизнью подтвердил правоту своего открытия. Начав жизнь болезненным ребёнком и затем исцелившись от туберкулёза, Поль Брэгг заново сотворил своё тело и на его фундаменте построил стройную теорию продления жизни. Путь накопления нервной силы Брэгг разделил условно на шесть шагов, которые, как шесть коней, понесут вас к желанной цели и, как шесть источников, наполнят сосуды ваших душ живой водой. Вот эти шаги:

1. Созерцание, медитация, молитва.
2. Сон.
3. Внутренняя чистота: лечебное голодание и натуральная пища.
4. Физические упражнения.
5. Правильное дыхание.
6. Водные процедуры и закаливание.

Созерцание

Созерцание – это внимательное погружение в свой внутренний мир в полной тишине, которое подготавливает вас к деятельности или помогает проанализировать то, что уже случилось. Поэтому очень важно заниматься созерцанием хотя бы два раза в день – утром и вечером. В ваших мыслях должна быть чёткая и ясная линия. Главная задача – заменить старые, бесполезные и вредные мысли новыми, яркими и конструктивными идеями.

Жизнь похожа на огромную реку, которая разветвляется на два потока. Один поток несёт всех к успеху, здоровью и счастью. Другой выносит всех к болезням, преждевременной старости, несчастьям и неудачам. Эта река так же реальна, как Миссисипи, но состоит она не из воды, а из мыслей. Поток счастья – это положительные мысли, поток неудач – отрицательные.
Поль Брэгг

Целью созерцания является именно обнаружение своих страхов и освобождение нервной силы, которую они блокируют. Когда вы настраиваетесь на предстоящий день и проигрываете в своём уме будущие проблемы и столкновения, не поддавайтесь негативным реакциям вражды и противостояния, но воображайте себя добрыми, прощающими, любящими. Неважно, что вы

> *В состоянии созерцания тело испытывает состояние отдыха, более глубокое, чем сон. В полной тишине созерцания вы найдёте силу, которая станет проводником и направит вас к цели жизни.*
> *Поль Брэгг*

не сможете исполнить всего сегодня. Но завтра положительное мышление принесёт свои плоды, как сегодня вы пожинаете плоды вашего вчерашнего воображения. А вечером, перед тем как лечь спать, вспомните все события прошедшего дня и проанализируйте, сколько раз вы были ограблены вашим раздражением, вашими страхами, вашей суетой – сколько энергии, бесценной нервной силы вы выбросили на ветер.

Сон

Сон – второй шаг в создании крепких нервных сил. Брэгг говорил: «Если вы хотите, чтобы у вас был чудесный день, вы должны сначала иметь великолепную ночь». Энергия, которая сделает вас работоспособным и неуязвимым для гнева и суе-

> *Если вы поднимаетесь на рассвете, питаетесь натуральными продуктами, проводите энергичные упражнения на свежем воздухе, вы, несомненно, будете вознаграждены крепким, снимающим напряжение, освежающим сном.*
> *Поль Брэгг*

ты, должна быть аккумулирована во время ночного отдыха. Если вы не накопили за ночь достаточное количество нервной энергии, вам гарантирован день неприятностей, раздражения и болезней. Так замыкается положительный круг: здоровый сон рождает бодрое утро, а здоровый день завершается глубоким сном.

Но чаще мы живём в порочном круге, когда сумасшедший день гиподинамии и нервного напряжения, подхлёстываемого кофе, алкоголем и сигаретами, приводит нас к беспокойной, не дающей отдыха ночи. А поверхностный, переполненный кошмарами сон завершается пробуждением с головной болью и отвращением к предстоящему дню. Результатом такого утра будет кошмар в течение дня и бессонница в течение ночи. Чтобы иметь хороший сон, нужно заработать его в течение дня. Для этого утро должно начаться с созерцательного настроя, ваше питание не должно превращаться в культ еды, хотя бы час вы должны посвятить активному движению на улице. Тогда душевное равновесие в течение дня и приятная физическая усталость в конце дня принесут вам такой сон, какого требует природа.

Но… вы можете легко продать его за душный вечер у экрана телевизора, за плотный ужин с аперитивом, за бесполезную и бесконечную «беседу» с друзьями до поздней ночи, и тогда утро напомнит вам, «что такое хорошо и что такое плохо»! Однако, даже потратив вечером накопленное за день, вы можете успеть компенсировать многое, если не будете спешить забраться под одеяло и гасить свет. Превратите отход ко сну в неспешный приятный ритуал: подготовьте ко сну постель, примите тёплый душ, прочитайте вечернюю молитву и рассмотрите мысленно прожитый день. Осознайте, что вам подарил незаслуженно Господь и сколько раз вы растратили это по своей глупости и слабости, поблагодарите и попросите о прощении и помощи. Вот тогда, даже не заработав свой отдых, вы получите и сон, и радостное пробуждение! Лучше, чем Брэгг, об этом не скажешь: «Ночь крепкого, расслабляющего, освежающего, восстанавливающего силы сна – ваше самое прекрасное страхование здоровья. Добивайтесь хорошего сна. Работайте, чтобы добиться победы. Не продавайте своё сокровище за "чечевичную похлёбку"».

Таким образом, созерцание и сон являются важнейшими первыми шагами на пути накопления нервной силы, а значит – к получению радости от жизни во всех её проявлениях.

Информация об остальных шагах содержится в других главах нашей книги.

СТРЕСС – ПОРАЖЕНИЕ ИЛИ ЗАЩИТА?

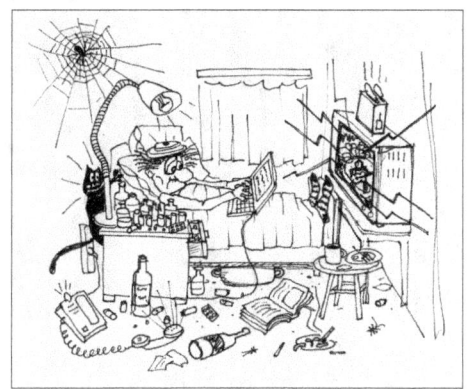

Счастливый человек – это тот, кто умеет принимать то, что не в силах изменить.

Стресс – необходимая реакция

С медицинской точки зрения, стресс – это вовсе не рвущиеся от крика лёгкие и не бьющаяся в истерике женщина. Это – физиологический адаптационный процесс, при котором организм приспосабливается к неблагоприятным условиям.

Иными словами – просто эволюционный механизм выживания, вопреки всему и несмотря ни на что! Когда этот механизм отсутствует или ослабевает, биологическая особь становится беззащитной, уязвимой и неспособной к эффективной борьбе за существование. И наоборот, чем мощнее и полноценнее работает система нервно-гормональных реакций, тем большего может достичь человек в жизни, тем меньше ему вредят болезни, конфликты, усталость, тем более он жизнеспособен и успешен. Тот, кто хочет добиться успеха, должен знать секреты работы этого защитного механизма, уметь его поддерживать, настраивать и развивать.

Адаптация и надпочечники

Что же это за механизм? Какие органы участвуют в описанном адаптационном процессе? Впервые термин «стресс» был введён в употребление канадским патофизиологом Гансом Салье в 1936 году. Его эксперименты обнаружили, что на все негативные воздействия организм отвечает примерно одной и той же реакцией – гипертрофией надпочечников. Поэтому Салье и назвал повреждающие воздействия, такие как болевое раздражение, холод, возбудители инфекционных за-

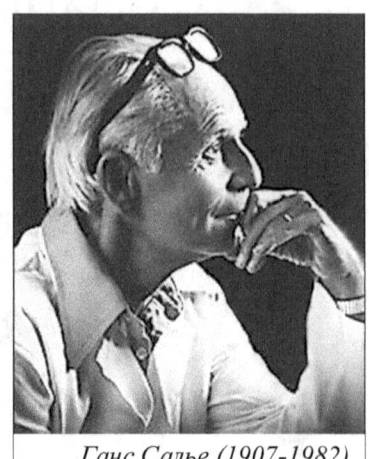

Ганс Салье (1907-1982)

болеваний, яды, психические травмы, термином «стрессоры» (от английского stress – напряжение, нажим, натиск). А совокупность характерных, стереотипных ответных реакций организма Салье обозначил как «общий адаптационный синдром». При этом он подробно изучил и показал важнейшую роль гипофизарно-надпочечниковой системы в развитии общего адаптационного синдрома.

> *Стресс – это физиологический адаптационный процесс, при котором организм приспосабливается к неблагоприятным условиям.*

Леон Орбели – великий российский учёный и врач – дополнил открытие Салье своей теорией о роли симпатической нервной системы в организации этой «защитной симфонии». Таким образом, сразу три системы – гипофиз, надпочечники и симпатические нервы – являются нашей птицей-тройкой или троицей ангелов-хранителей, без которых наш удел – слабость, усталость, болезнь и увядание…

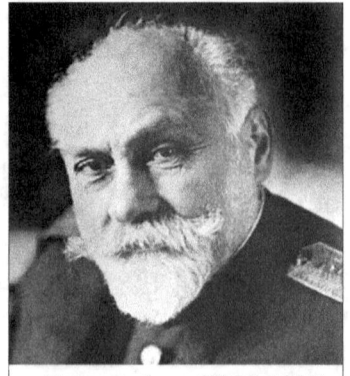

Леон Орбели (1882-1958)

Гипофиз находится вне сферы нашего контроля. Его функциональность зависит от наследственности. Вот почему существуют люди-исключения, которые не соблюдают диету, живут в постоянном стрессе и тем не менее переживают многих современников! Но исключения не отменяют правило. Хронический стресс закономерно приводит сначала к перегрузке, а затем к истощению коры надпочечников. В период хронического перенапряжения повышенный уровень кортизона понижает активность иммунной системы, повышает артериальное давление и сахар крови, что

Хронический стресс приводит к истощению коры надпочечников, в результате наступает то, что называют старостью.

создаёт почву для развития гипертонии, диабета, ревматоидного артрита. А затем, когда надпочечники перегорают и уровень кортизона падает, наступает то, что все называют старостью – упадок сил, отсутствие энергии, снижение интереса к жизни, тусклость эмоций, медленное восстановление после травм и инфекций… Но это признаки вовсе не старости, а угнетённой функции коры надпочечников! Такое нарушение – поправимо.

Лечение «защитников»

Есть несколько способов корректировки этой проблемы. Один из самых эффективных – восстановление симпатических нервов, отвечающих за надпочечники. Боль в грудопоясничном переходе – типичный признак недостаточности надпочечников. Именно в этом месте ущемляются нервы, отвечающие за их симпа-

Следует помнить, что истинной причиной стресса являются не люди, не разочарование и не страх – а то, как вы ко всему этому относитесь. Ваше отношение, ваш взгляд на происшедшее служат настоящей причиной стресса.
Хосе Сильва

тическую иннервацию. Когда у человека вследствие хронической неподвижности в этой области развивается спазм и застой циркуляции, страдает питание нервов. В нашем восстановительном центре мы успешно расслабляем и освобождаем мышцы и межпозвоночные суставы, зажимающие эти нервы. Это значительно повышает циркуляцию в соответствующих отделах. Многие пациенты замечают потепление в пальцах ног, укрепление мышц, отвечающих за баланс при ходьбе, ускорение процессов исцеления воспалённых мышц, нервов, связок.

Однако главное в том, что, наряду с этими внешними реакциями, происходит восстановление циркуляции в надпочечниках. Они получают шанс возродиться, вернуться к прежнему уровню жизнеобеспечения. Человек замечает, как ему становится легче вставать по утрам с постели, у него появляется интерес к жизни, улучшается эмоциональный фон, чётче работают память и мышление. Причём здесь имеет место не действие самовнушения или антидепрессантов, а простое повышение уровня энергообеспечения тела, за которое отвечают эти «таинственные» железы внутренней секреции.

Остаётся только резюмировать: стрессов нельзя избежать, но можно и нужно заставить их работать нам на пользу!

РАДИОАКТИВНЫЙ СТРЕСС

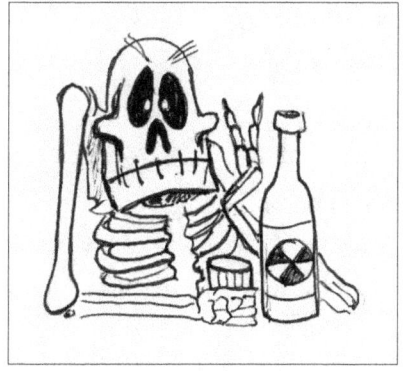

Стресс – это удар по голове, нанесённый изнутри.
Борис Лесняк, российский писатель

Бегите от стресса!

> *И радиация, и стресс повреждают биологические макромолекулы, что ведёт к нарушению работы клеток, мутациям и опухолям.*

Какая связь может быть между стрессом и радиацией? Тем не менее между ними есть очень большое сходство! Радиация повреждает биологические макромолекулы – белки и хромосомы, что ведёт к нарушению работы клеток, мутациям, злокачественным опухолям и смерти.

Об этом знают все и при малейшей опасности стремятся покинуть зону радиоактивного поражения. Более того, многие сегодня относятся с недоверием к безопасности диагностических исследований, связанных с рентгеновским излучением. Пациенты с беспокойством уточняют, не слишком ли часто их облучают. И эта настороженность радует: опасности надо избегать. Но

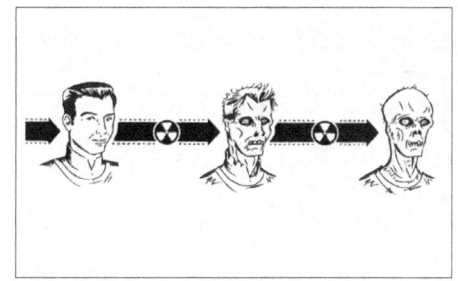

почему-то в отношении стресса такой осторожности и озабоченности незаметно… Причём многие люди охотно «развинчивают» себя и других, испытывая от этого даже своего рода наслаждение! Они оправдывают себя тем, что иначе нельзя, иначе затюкают, вся жизнь – борьба и кто не рычит, тот в этой борьбе – не жилец. Но тот, кто раздувает стресс, от него и погибает!

Цепная реакция

Чем же опасен стресс? Стресс – это мощное негативное возбуждение в центральной нервной системе. Все знают, что от стресса повышается давление и вполне может случиться инфаркт или инсульт. Но нервная система не представляет собой изолированный «отсек подводной лодки». Она часть триединой нервно-гормонально-иммунной системы саморегуляции. Тот взрыв, который в ней возникает, распространяется на гормональную и иммунную системы. В результате наступает сбой в нормальной работе многих клеточных механизмов саморегуляции, включая деление клеток.

При стрессе происходит то же, что и при радиационном повреждении – но не так внезапно.

То есть происходит то же, что и при радиационном повреждении – разрушение клеток, мутации, опухоли. Только возникает это не так внезапно и обвально, как при облучении радиацией. Просто постепенно у человека расстраивается работа сердечно-сосудистой системы, мозговое и коронарное кровоснабжение, нарушается регуляция сахара и холестерола, выходит из строя иммунная система. В результате – диабет, атеросклероз, частые простуды, медленное выздоровление, аутоиммунные заболевания мышц, суставов, кожи: артриты, миозиты, экземы. А очень часто из-за сбоя на клеточном уровне – появление злока-

Наши мышцы – своеобразные дискеты, на которых накапливается информация о стрессах.

чественных клеток или взрыв их размножения вследствие недостаточности иммунитета. Вот какой ценой мы платим за желание «поставить их на место», показать, что «мне нельзя хамить».

Трансформируйте негатив

Но разве хорошо сдерживать свой негатив, когда он разрывает нас изнутри? Разве эти негативные эмоции, если их загонять внутрь, не нанесут ещё больший вред, чем крик, рык или добродушная истерика? Есть два вида подавления эмоций. Первый – это пассивное вытеснение. В этом случае эмоция остаётся, как рычащий лев в подвалах вашего подсознания, и ждёт только повода, чтобы сорваться с цепи. Чем дольше эмоция там сидит и чем сильнее вы её подавляете, тем мощнее будет взрыв.

Среди эффективных способов избавления от внутреннего негатива – сублимация, религия, медитация, а также обращение к специалистам по мануальной и рефлексотерапии.

Но есть и другая форма освобождения от эмоционального конфликта – сублимация. Так называют освобождение от энергии в трансформированной форме. В первую очередь это известная всем физическая нагрузка и другие виды физиологического стресса – голод, холод, жара, массаж, растяжка мышц, йога. Всякое нервное напряжение ищет себе выход через мышцы. Если у него нет возможности разрядиться через скелетные мышцы, то оно выйдет через сокращение внутренних мышц – гладкие мускулы внутренних органов и сосудов. Это гипертония, головные боли, гастриты, колиты и тому подобное. Физическая нагрузка уменьшает число подобных недугов. Но всегда важно не только погасить пожар, но и предотвратить воспламенение, не дать огню вспыхнуть. Для этого тоже существуют эффективные методы, накопленные мудростью веков.

Среди таких способов – философия и религия. Их задача – дать человеку «выход из себя» не наружу, а внутрь. Оказывается, внутри нас есть небеса, пространнее небес над нами! И для тех, кто находит к ним дорогу, они становятся самым мощным средством «обезболивания жизни». Потому что энергия, которая таится внутри человека, настолько изобильна, позитивна и целебна, что по сравнению с ней все стрессы – как слону дробина! Религия называет этот целебный источник Богом, философия – смыслом бытия, а творчество черпает из него силы, не заботясь об именах и смыслах.

> *Энергия, скрытая внутри человека, настолько позитивна и целебна, что способна справиться с любым стрессом.*

Для тех, кому эти пути не по нраву или не по силам, есть другие методы. Например, медитация. Это не воображение блаженства, как неправильно думают многие. Это отключение воображения, прогнозирования и воспоминания – тех трёх векторов, которые, как лебедь, рак и щука, тянут нас куда угодно, только бы не дать нам попасть в настоящее время. Оказаться здесь и сейчас! Открыть глаза, уши, обоняние и осязание тому, что реально окружает нас в данный миг. Помните? «Есть только миг, за него и держись…» Умение поймать этот миг и не терять в своей жизни вообще ни одного мига – это и есть искусство медитации.

Но даже для тех, кому лень напрягать своё тело и душу самостоятельно, тоже есть спасение. Это восстановительные центры, подобные нашему. Ваши мышцы – своеобразные дискеты, на которые накапливается информация о стрессах. Прежде всего, сюда относятся мышцы затылка, нижней челюсти и грудного отдела. Специалисты мануальной терапии и рефлексотерапии могут «стереть» эту информацию, прервать болезнетворные цепочки, тянущиеся от ваших стрессов к симптомам будущих болезней.

Избегайте погружения в проблемы, не зацикливайтесь на негативных эмоциях. Не подвергайте себя «облучению радиацией» стресса!

УЛЫБАТЬСЯ НАДО, БРАТЦЫ!

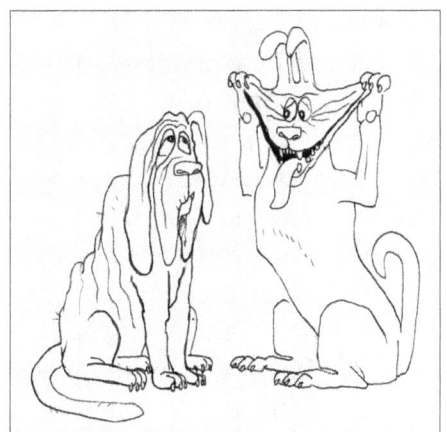

Это вовсе не ошибка,
А невероятный факт:
Обеспечит вам улыбка
Со своей душой контакт!

Улыбка и здоровье

«Какое отношение имеет улыбка к здоровью?» – спросите вы. А какое тогда отношение имеет улыбка к хорошему настроению? Самое прямое! Когда на душе легко и звонко, то она действительно поёт, сердце радуется, а лицо само расплывается в блаженной улыбке. Но попробуйте улыбнуться, «когда на сердце тяжесть и холодно в груди»! Ничего не выйдет. Брови хмурятся, вместо улыбки приветствия получается какая-то карикатурная гримаса... Вот тут-то и лежит ключ к управлению своим настроением и здоровьем. Ибо здоровье тесно связано с нашим настроением через подкорковую структуру, о которой я уже рассказывал. Это та самая лимбическая

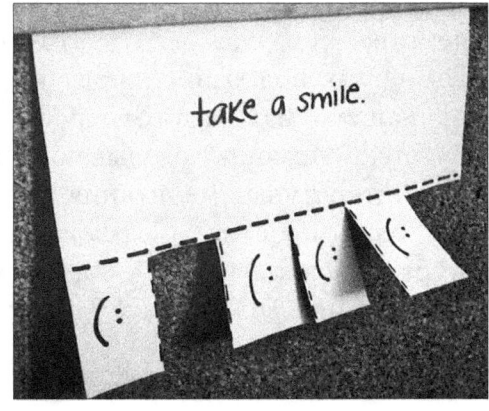

система – древняя кора головного мозга, в которой тесно соседствуют центры положительных и отрицательных эмоций, а также центры гормонально-иммунной регуляции и управления нашими жизненно важными функциями – сердечно-сосудистой, дыхательной и пищеварительной.

> *Когда лимбическая система находится в состоянии равновесия, то этот эмоциональный баланс воспринимается нашим сознанием как хорошее настроение.*

Когда лимбическая система находится в состоянии равновесия, то этот эмоциональный баланс воспринимается нашим сознанием как хорошее настроение. На уровне лимбической коры такое гармоничное состояние обеспечивает биологическую саморегуляцию, стимулирует работу гормональной системы, повышает иммунитет. Когда же эта система возбуждена и перегружена, мы испытываем мучительное беспокойство, тревогу, апатию или депрессию. Наш организм начинает страдать от повышенного давления, нарушенного пищеварения, аллергических и воспалительных реакций, являющихся следствием дисбаланса лимбических центров саморегуляции.

Если бы у нас был волшебный ключик или вещество, которое гасило бы это возбуждение подкорки, то наш список болезней стал бы в несколько раз короче! Но, к сожалению, многие вещества, дарящие нам ощущение эйфории и психологического комфорта, несут опасность патологической зависимости и ускоренного разрушения организма в перспективе. Как же быть? Что может нам помочь охладить пыл наших подсознательных костров, остудить жар сковородок нашего маленького персонального ада? Конечно, очень большую помощь оказывают психотерапия, чтение хорошей литературы, медитация, молитва, искренняя вера… Но есть одно простое и эффективное средство, не требующее ни религиозности, ни ухода в мистику, ни долговременного обучения. Это улыбка! Та самая, с которой мы начали наш разговор.

Волшебный ключик, который всегда с нами

> *Улыбка – это нейромышечная реакция на положительное состояние вашего эмоционального сердца.*

Улыбка – это нейромышечная реакция на положительное состояние вашего эмоционального сердца. Цепочки нервных связей, образующие узор, полезный для нашего организма, проявляются рефлекторно сокращением и расслаблением тех мышц, которые мы называем улыбкой. В свою очередь узор этих мышц отражается в нашем сознании как сигнал «всё хорошо, отлегло, пронесло, полегчало…» Такая информация успокаивает сознание и в режиме обратной связи вызывает угасание возбуждения в лимбической коре.

Попробуйте улыбнуться, даже если вам этого не хочется. Просто растянуть губы, чуть-чуть приподнять уголки глаз и губ. Даже не нужно изображать «радостный оскал»! Улыбка бывает горькой, утешающей, примиряющей. Надо только по-

> *Если удерживать улыбку на лице хотя бы тридцать секунд, то ваш организм начинает выделять гормоны счастья.*

пытаться изменить мимику, и произойдёт маленькое чудо. Как в старой песне: «И улыбка, без сомненья, вдруг коснётся ваших глаз, и хорошее настроение не покинет больше вас!»

Посмотрите, как часто улыбаются американцы. Некоторых наших соотечественников это даже раздражает… «Мы люди се-

> *Серьёзное лицо – не признак ума. Самые большие глупости на земле делаются именно с этим выражением лица!*

рьёзные, чего мы будем скалиться без дела», – работает подсознательная программа, заложенная в государстве, пожиравшем своих детей миллионами. Но господа! Не зря барон Мюнхгаузен говорил, что серьёзное лицо – не признак ума.

Самые большие глупости на земле делаются именно с этим выражением лица! Может быть, как раз поэтому улыбчивые американцы гораздо устойчивее к стрессу, кризисам и революциям? А нам надо соревноваться с ними не в космических войнах и производстве ракет, а в способности улыбаться! Лучше Тимура Шаова тут и не скажешь:

Улыбаться надо братцы! Не сдаваться, молодцы!
Если нация в простраиии, то нации – концы.

Это имеет прямое отношение ко всем нам.

Вывод напрашивается сам собой: каждый, кто не хочет впасть в прострацию, депрессию или, того хуже, заполучить неизлечимую болезнь, должен научиться искусству улыбки. Улыбайтесь на здоровье!

ХВОРИ
И НЕДУГИ

КАК ЗАГЛЯНУТЬ
В ЧЁРНЫЙ ЯЩИК

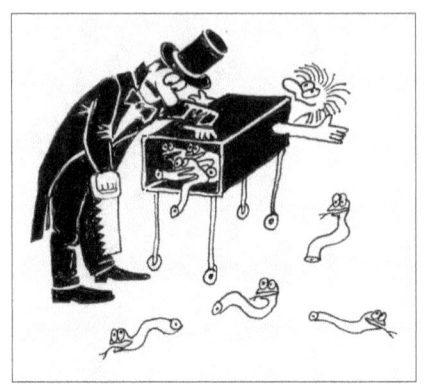

В рентгеновском кабинете:
– Больной, замрите!
Сейчас вылетит скелет птички!

Чёрный ящик – это не гроб, не пугайтесь. Речь идёт о научном термине, описывающем систему, внутреннее устройство которой неизвестно, и исследователь может судить о её содержимом лишь по внешним проявлениям. Долгое время таким ящиком являлось человеческое тело. О том, что внутри, можно было реально узнать только на вскрытии или во время операции. Но информация, добытая подобным образом, была уже запоздалой.

Первый взгляд внутрь «ящика»

Естественно, врачи всегда мечтали заглянуть внутрь этого «чёрного ящика», чтобы ухватить болезнь на ранней стадии – пока не стало поздно. В конце XIX века их мечтам суждено было сбыться. Немецкий физик Вильгельм Конрад Рентген открыл таинственные лучи, которые он так и назвал – «Х-лучи». Они просвечивали человека насквозь и позволяли увидеть кости, а также частично внутренности человека. С тех пор этот метод стал наиболее распространённым способом диагностики. Он очень удобный, простой, дешёвый. С его помощью можно увидеть переломы костей, затемнения в лёгких, прободение кишечника…

И, пожалуй, всё! Остальные ткани и проблемы оставались для рентгена невидимыми.

Более того, рентгенограмма – это лишь двухмерная тень трёхмерных объектов. А значит, нужна изрядная доля изобретательности, чтобы воспроизвести по наслаивающимся друг на друга теням разной плотности истинную картину того, что на самом деле происходит внутри нашего «чёрного ящика».

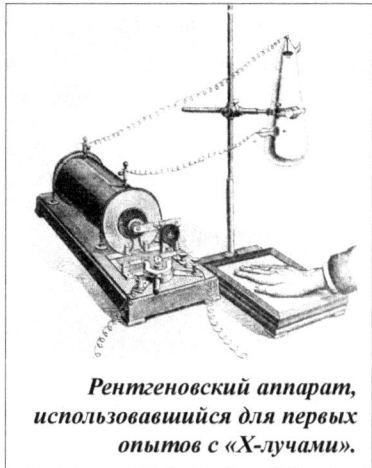

Рентгеновский аппарат, использовавшийся для первых опытов с «Х-лучами».

Картинку создаёт компьютер

Ближе к концу прошлого века на смену рентгену пришла компьютерная томография. «Томо» означает «срез» или «слой». С помощью этого метода делаются послойные «срезы» человеческого тела, а затем на компьютере всё это сводится в единое целое. На выходе мы уже имеем не одну тень, а несколько тонких теней, позволяющих видеть многие внутренние органы, их патологические изменения, опухоли, кровоизлияния.

Когда смотришь результат томографии на компьютере, возникает ощущение путешествия внутри тела.

Внутренние органы обретают объём и протяжённость, становится намного проще разобраться в их «взаимоотношениях». Когда смотришь результат томографии на компьютере, возникает ощущение, будто путешествуешь внутри тела, а органы и кости скользят мимо…

Этот метод стал серьёзным прорывом, который значительно расширил возможности точной диагностики. Благодаря томограмме, хирурги заранее видят, с чем им придётся сражаться во время операции. А это значительно облегчает их задачу и снижает вероятность осложнений.

Но оба этих метода – и рентгенография, и компьютерная томография – обладают одним существенным недостатком. Они используют радиоактивное излучение. Пусть незначительное, «безобидное» – но потенциально опасное для пациента и врача, особенно при необходимости повторных исследований.

Магнитный резонанс – безопасное исследование

В результате новейших изысканий появился качественно иной, безопасный метод «подглядывания» – магнитно-резонансная томография. Эта технология позволяет измерить электромагнитный отклик атомов водорода на их стимуляцию пучком электромагнитных волн. В зависимости от насыщенности тканей атомами водорода, на экране будет появляться картинка большей или меньшей плотно-

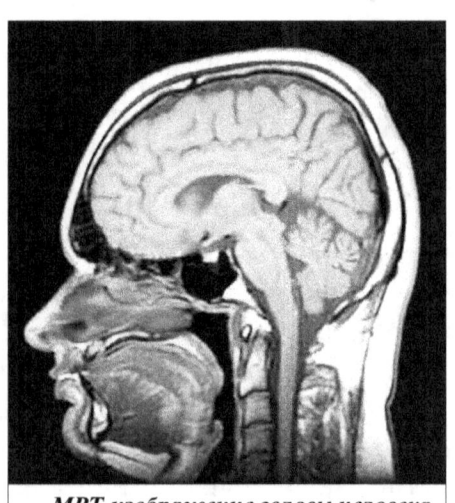

МРТ-изображение головы человека

сти. Там, где есть небольшое воспаление, отёк или разрыв ткани, концентрация атомов водорода (грубо говоря, воды) будет различна, и МРТ точнейшим образом это обнаружит. Поэтому с помощью такого «-скопа» мы можем заметить повреждение межпозвоночного диска, наличие опухоли или склеротических изменений внутри спинного или головного мозга, определить надрыв связок, сухожилий или менисков при различных травмах. Кроме того, с помощью магнитно-резонансной томографии, за счёт её высокой чувствительности, удаётся уловить опухоли во многих органах на очень ранней стадии – когда новообразования ещё совсем малы и почти не отличаются от окружающих тканей.

При МРТ-исследовании радиация полностью отсутствует – вместо этого используется безвредное магнитное поле.

Однако самое главное преимущество МРТ – никакой радиации! МРТ не нуждается более в Х-лучах. Всё происходит исключительно за счёт магнитного резонанса. Тело пациента помещается в магнитное поле высокого напряжения, которое выстраивает протоны водорода правильными «рядами и колоннами». Затем по этому «строю» запускается радиоволна. И на основе того, как именно она отражается, компьютер вычисляет насыщенность тканей водородом. Но магнитное поле, как известно, тянет к себе железо. Очень важно, чтобы у человека не было железных протезов. Все, даже самые мелкие металлические занозы и опилки могут причинить очень сильную боль. Поэтому врач дотошно расспрашивает пациента перед тестом обо всех возможных источниках металла в теле. Раньше для проведения теста пациента закрывали в специальный

За изобретение метода МРТ учёные Питер Мэнсфилд и Пол Лотербур получили в 2003 году Нобелевскую премию в области медицины.

контейнер (типа трубы или ящика). Это делалось с целью более быстрого достижения магнитного резонанса («построения в шеренги» всех атомов водорода).

Но многие пациенты испытывали в контейнере настолько серьёзный дискомфорт, что был изобретён так называемый Open MRT (открытая магнитно-резонансная томография). Это специальная комната, тоже герметически запираемая, но пациент больше не чувствует себя «как в ящике» или, того хуже, в могиле. Он видит через окно доктора, проводящего тест, слышит его команды

Открытая магнитно-резонансная томография исключает необходимость помещать пациента в закрытый контейнер.

через наушники и может через специальный микрофон выразить свои жалобы или даже остановить тест. Именно такое небольшое дополнение привело к тому, что настоящий метод становится сегодня самым популярным тестом. Всё больше и больше диагностических центров обзаводятся собственным аппаратом для магнитно-резонансной томографии.

В практике нашего лечебного центра мы тоже часто сталкиваемся с необходимостью точного определения уровня и степени грыжевого выпячивания позвоночного диска, степени повреждения мениска коленного сустава или надрыва сухожилий плечевого сустава. Такая диагностика во многом определяет тактику лечения, позволяет быстро и эффективно облегчить страдания пациента, значительно сократить время лечения.

Я очень надеюсь, что эта глава поможет всем читателям избавиться от чувства страха перед магнитно-резонансной терапией – будь то боязнь оказаться в замкнутом пространстве или мысли по поводу возможного облучения. Теперь вы знаете, что все подобные опасения – беспочвенны.

ОРЗ – ЛЕЧИТЬ ИЛИ НЕ ЛЕЧИТЬ?

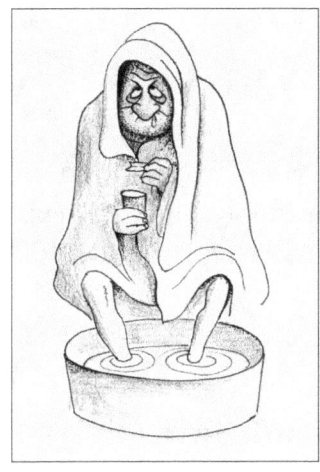

Запомнить надо прочно
Совет врачей простой:
Простуду лечат точно
Питьё, тепло, покой!

Существует поговорка: «Если лечить простуду, она проходит через неделю, а если не лечить – то через семь дней». Какова доля правды в этой шутке? Давайте разберёмся.

Природа ОРЗ

ОРЗ означает острое респираторное заболевание, но вполне могло бы означать и «очень распространённое заболевание», поскольку нет ни одного человека, кто хоть раз в жизни не страдал от насморка, кашля, температуры. А многие страдают и по нескольку раз в год. Это не удивительно, ведь причиной «простуды», как мы говорим в быту, является целая армия вирусов, одним (всего лишь одним!) из которых является вирус гриппа.

Вирус гриппа стоит особняком, потому что это «простуда», которая убивает насмерть. Ни за что не догадаетесь, сколько людей умирает от гриппа только в США ежегодно – шестнадцать тысяч! И это в среднем, а в те годы, когда появляется особо опасный и агрессивный вариант, – умирают сотни тысяч. Но в основном погибают люди с ослабленной иммунной системой. Поэтому вак-

> *В Соединённых Штатах от гриппа ежегодно умирает шестнадцать тысяч человек.*

цина рекомендуется в первую очередь для них — пожилых (старше шестидесяти пяти лет), имеющих хронические заболевания сердца и лёгких, нарушенный иммунитет. Нужна ли вакцина всем? Даёт ли она защиту от всех ОРЗ? Нет. Многие из тех, кто добровольно вакци-

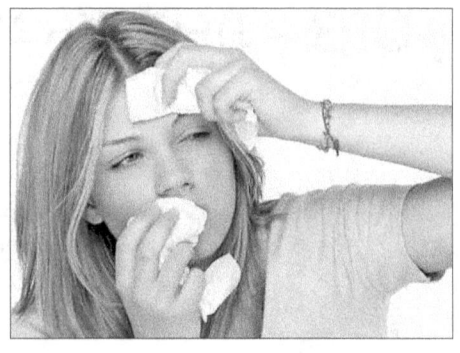

нируется «на всякий случай», заболевают «гриппом» иногда даже сильнее, чем будучи невакцинированными. Почему такое возможно?

Почему вакцина иногда вредит

Дело в том, что вакцина, несмотря на то, что её обновляют каждый год, не способна стопроцентно угадать, какая именно разновидность обрушится на нас в этот сезон. Поэтому она включает в себя три наиболее вероятных подтипа вируса. Так что если природа подкинет четвёртый, неучтённый, то вакцина поможет лишь частично — за счёт стимуля-

> *ОРВИ – самая распространённая в мире группа заболеваний, объединяющая грипп, парагрипп, респираторно-синцитиальную инфекцию, риновирусную, аденовирусную инфекции и другие катаральные воспаления верхних дыхательных путей.*

ции иммунной системы в целом. А эта активация может парадоксальным образом ухудшать симптомы простуды. Почему? Потому что основные симптомы, от которых мы страдаем — жар, насморк, кашель, — это следствие не токсического действия вируса, а защитно-разрушительной работы нашей иммунной системы. Вирус проникает в клетки носоглотки и бронхов — верхние респираторные (дыхательные) пути — и пытается там расплодиться, чтобы затем обрушиться на другие системы — нервную, кровеносную и прочие. Но иммунная система, если она не дремлет, обрушивается на поражённые вирусом клетки и выбрасывает их из тела вместе с вирусом. Однако нам вовсе не становится легче. Это же наши родные клетки! И когда их с нас сдирает наша не менее родная иммунная система, нам больно, у нас всё воспаляется, отекает, становится трудно дышать, повышается температура... Таким образом, чем сильнее и агрессивнее иммунная система – тем сильнее симптомы простуды. Но, когда иммунная система совсем в порядке, она предотвращает проникновение вируса в клетки, уничтожая его в специальной слизи дыхательных путей, богатой антителами. Поэтому укреплять иммунную систему надо, а вот подхлёстывание её вакциной может давать иногда парадоксальный результат.

> *Чем сильнее и агрессивнее иммунная система – тем сильнее симптомы простуды.*

Симптомы и методы лечения

Теперь поговорим о симптомах и о том, чем их лечить. Во-первых, поскольку это вирусное заболевание, лечить его антибиотиками нет смысла. Антибиотики – средство, убивающее бактерии и не дающее никакого эффекта (кроме побочных), если источник проблемы – вирус. Антивирусные средства, типа Тамифлу, могут быть полезны, если у вас вирус гриппа. Если же нет, то плацебо («заряженная Чумаком водичка») будут одинаково эффективны. Отсюда вывод: если хотите радикально защитить себя от простуды – займитесь укреплением иммунной системы. Я не хочу подробно останавливаться на всём, что можно для этого купить и съесть. Мне не по душе одержимость поиском «волшебной пилюли» – «что бы такого съесть, чтобы похудеть, поумнеть, выздороветь?»

Хотя я не отрицаю, в принципе, пользы витамина С, лимона, чеснока, малины, цинка и прочих широко рекомендуемых средств, но я сторонник утверждения «здоровье в аптеке не купишь». Тот,

> *Тот, кто хочет по-настоящему укрепить свою иммунную систему, должен подружиться с холодом.*

кто хочет по-настоящему укрепить свою иммунную систему, должен в первую очередь подружиться с холодом. Холодный воздух, холодная вода – должны стать друзьями. Об этом мы уже говорили.

Особенности вспомогательного лечения

Итак, вернёмся к симптоматическому или, лучше сказать, вспомогательному лечению. Вспомогательным оно называется потому, что его цель не просто подавить симптомы, а помочь организму добиться нужных результатов с минимальным дискомфортом для пациента. Например, насморк, заложенность носа. Причина – воспаление и отёк слизистых оболочек носоглотки. Казалось бы, самое разумное симптоматическое средство Африн (Afrin) – лекарство, дающее мгновенное освобождение дыхания за счёт спазма воспалённых сосудов. Но это не будет вспомогательным лечением. Здесь произойдёт временное облегчение симптома с последующим ухудшением общего состояния – так как названное средство не только сужает все сосуды (включая сосуды мозга), но и учащает ритм сердца, и без того ускоренный жаром, интоксикацией, заложенным носом…

> *Одно из лучших средств снять воспаление и отёк при насморке – солёная вода.*

А вот солёная водичка при её регулярном и частом использовании не только разжижает и вымывает слизь, но и снимает раздражение с воспалённого эпителия, способствует его заживлению – а это «откладывает» нос не на пятнадцать минут, а всерьёз и надолго.

Например, в Америке солёную воду не надо готовить на кухне. Она продаётся в удобных бутылочках в любой аптеке и называется Saline Nasal Spray. Если вы начнёте впрыскивать такой раствор каждые полчаса-час понемногу в каждую ноздрю, то через день, максимум два, от вашего насморка не останется и следа! А с ним пройдёт и кашель. Потому что кашель в девяноста процентах случаев – следствие затекания воспалённой жидкости из носа в горло. Поэтому он обычно усиливается ночью в горизонтальном положении.

> *В древнеиндийской медицине Аюрведе процедура промывания носа солёной водой носит особое название – Джала Нети и считается одной из самых эффективных для профилактики простуды и при лечении насморка.*

Для борьбы с кашлем лучше всего – сироп RobitussinDM или таблетки MucinexDM. Они содержат вещества, смягчающие откашливание и частично подавляющие кашлевый рефлекс. При этом они не содержат антигистаминный компонент (Benadryl, Doxilamine), который сушит слизистые и тем самым раздражает их ещё больше.

Из таблеток наиболее эффективны средства, подавляющие воспаление – Ibuprofen, Motrin, Advil – по три таблетки три раза в день. Всеми любимый Tylenol хорошо понижает жар, снимает боль и интоксикацию, но обладает слабым противовоспалительным действием. Кроме того, он в больших дозах опасен для печени, поэтому увлекаться им не стоит.

Самое главное при простуде – обильное питьё и покой. Вирусная интоксикация опасна для сердца, поэтому, если вы не даёте телу покой, вы не только мешаете его реакции самоисцеления, но и рискуете повредить сердечную мышцу. Обильное питьё помогает вашему организму разжижать респираторную слизь и выделять токсины через кожу и почки. Если же воды недостаточно, то выздоровление идёт медленно и неэффективно.

КАК ВАМ КАШЛЯЕТСЯ?

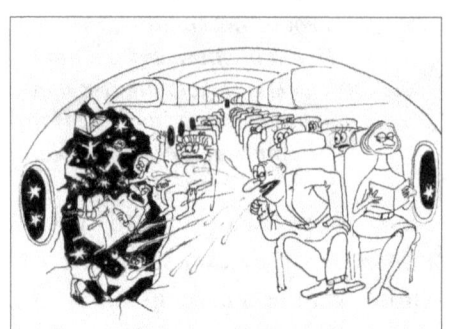

Разновидностей немало –
Чтоб болезнь не запустить,
Постарайтесь для начала
Кашля вид определить!

Вопрос, кстати, совсем не смешной. Кашель – такое частое и обычное состояние – может быть разным, и от его качества, от того, какой он, зависит многое.

«Серьёзные» разновидности кашля

Начнём с самых серьёзных разновидностей. Итак, сухой хронический (больше трёх недель) приступообразный кашель, сопровождающийся ночным проливным потом и потерей веса. В этом случае надо исключить туберкулёз и злокачественную опухоль. Туберкулёз нынче встречается редко, но пренебрегать таким вариантом нельзя. Опухоли, наоборот, встречаются часто, и поэтому, если врач рекомендует вам пройти рентгеновское обследование, упираться не стоит. Лучше поволноваться, чем потом искать виноватых! Снимок лёгких или компьютерная томография

Снимок лёгких или компьютерная томография с высокой точностью определяют, есть ли в лёгких опасный участок.

дают возможность с высокой точностью найти в лёгких поражённый участок – или уверенно исключить эту причину.

Раздирающий кашель, болезненный, с одышкой – чувством нехватки воздуха, сопровождающийся высокой температурой и болью в груди, очень характерен для пневмонии (воспаления лёгких). Эту болезнь лечат антибиотиками. Необходимо пройти полный курс. Обязательно! Иначе недобитые бактерии – те, которые наиболее устойчивы к лекарству, – выживут и дадут такое же устойчивое потомство. Поди потом найди на них управу или «отраву»!

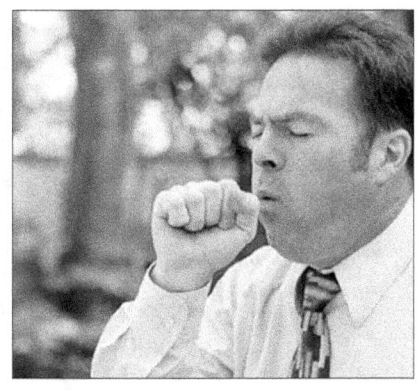

У детей, а иногда и у взрослых, встречается очень тяжёлый пароксизмальный (судорогообразный) кашель, временами доходящий до рвоты. Это типичный признак коклюша. Заболевание очень опасное и с трудом поддающееся антибиотикам, зато очень хорошо поддающееся вакцинации, включённой в набор обязательных прививок для всех детей. Отказываясь от прививок, вы обнажаете организм своего ребёнка для смертельно опасных заболеваний, одним из которых является коклюш.

> *Любовь и кашель не скрыть.*
> *Латинская пословица*

Хронический кашель

Есть ещё два вида кашля, которые мы рассмотрим прежде, чем перейдём к наименее опасному и наиболее распространённому из них. Первый – утренний кашель курильщиков. Этот кашель влажный, с отхождением обильной мокроты. Очень интересно, что он полностью проходит через один-два месяца… у тех, кто бросает курение!

Дело в том, что такой кашель связан с токсическим действием никотина на реснички эпителия – клетки, выстилающие дыхательные пути. Благодаря ресничкам, обеспечивается эффект «мохнатого коврика», который улавливает пыль, микробы и выносит их со слизью наружу. Никотин же преобразует этот защитный «ко-

Никотин преобразует защитный «ковёр» дыхательных путей в скользкий «линолеум» – тогда вся грязь и слизь скатывается на дно бронхов, а утром откашливается.

вёр» в скользкий «линолеум» – тогда вся грязь и слизь скатывается на дно бронхов, а утром откашливается. Вот почему лёгкие курильщиков очень уязвимы для инфекций и злокачественных опухолей.

Последний вид хронического кашля – кашель со свистом и удушьем. Это признаки аллергического кашля или бронхиальной астмы. Бронхи сужаются за счёт отёка и спазма, иногда закупориваются пробками из слизи, что и порождает свистящее дыхание и ощущение удушья. Лечить эту болезнь надо агрессивно. Страх перед использованием стероидных ингаляторов, распространённый среди некоторых пациентов, безоснователен. Специальные исследования, проведённые американскими исследователями, однозначно подтверждают безопасность подобных ингаляторов для организма в целом.

Кашель после простуды

Ну, а теперь – о самом распространённом кашле, остающемся как след после простуды. Обычно, если речь идёт о просто вирусном кашле, то он проходит вместе с простудой или спустя два-три дня после неё. Но часто случается так, что простуда прошла, а кашель не желает убираться. Он беспокоит, щекочет горло время от времени днём, но сильнее всего – ночью. Стоит лишь прилечь – как он тут как тут! Сначала лёгкий толчок и раздражение, затем всё сильнее, нетерпеливее, всё острее и глубже… И вот уже сна ни в одном глазу, а завтра на работу

– Знаете, мне не нравится ваш кашель. – Ну, извините, доктор, но лучше я не могу.

– и так неделя, вторая. Уже и антибиотики по второму кругу, а кашель только крепчает. Что же это такое и как с ним бороться?

Самое главное – познать истину, а истина в том, что лечить при таком кашле надо не горло, а нос! Причина затяжного кашля

> *Причина затяжного кашля после простуды – воспаление околоносовых пазух, которые должны согревать и увлажнять вдыхаемый воздух.*

после простуды – хронический синусит, воспаление околоносовых пазух, которые должны согревать и увлажнять вдыхаемый воздух. Часто после простуды пазухи производят слизь в переизбытке. Эта слизь и капает из носа в горло, когда мы ложимся спать.

Капли слизи распыляются струей вдыхаемого воздуха и рождают то самое беспощадное щекотание, от которого не удаётся откашляться. Одновременно происходит хроническое перевозбуждение кашлевого центра, которое ещё больше осложняет избавление от недуга. Чтобы лечение было эффективным, оно должно устранять первопричину. Поскольку причина – нос, то с него и надо начинать. Так что не надо возражать – мол, насморк уже прошёл, и с носа не каплет! Поэтому напомню: лучшее средство от насморка – Saline Nasal Spray каждые один-два часа. Увлажняя мембраны слабым солевым раствором, мы снимаем их воспаление и прекращаем выделение избыточной слизи в носовых пазухах. Два-три дня, и кашель исчезнет.

В том случае, если болезнь успела «развинтить» центр кашля в нервной системе, иногда очень эффективно лекарство Robitussin DM. Оно сдержит два компонента: один смягчает и разжижает слизь, другой (DM) успокаивает кашлевый центр. Принимать эту микстуру надо по десять миллилитров (на бутылочке есть мерная мензурка) каждые четыре часа с обильным питьём. Если вы боитесь «отравиться» и принимаете лекарство меньше и реже, то лучше не принимать вообще! Потому что, как известно из химии, реакции идут, только если вещество присутствует в должной концентрации. Это ещё более важно в медицине. Помните: уменьшая дозу, вы снижаете лечебный эффект, в то время как побочные эффекты получаете в полном объёме.

Если описанные простые средства не помогают, то, возможно, присоединился аллергический компонент, вызывающий бронхоспазм – сужение дыхательных путей наподобие астмы. В этом случае вам надо обратиться к врачу, который назначит ингалятор, расширяющий бронхи. Иногда несколько вдохов обрывают мучительный кашель, тянувшийся несколько недель. Но здесь уже заканчивается самолечение и начинается территория, на которой вам понадобится профессиональный опыт и знания вашего терапевта.

В любом случае длительный кашель является достаточно серьёзным симптомом, к которому нельзя относиться легкомысленно. Вовремя обратив на него внимание и выяснив причину, вы сможете вернуть себе здоровье без неприятных последствий. Успеха вам и победы над кашлем!

ЧТО ТАКОЕ «А-АП-ЧХИ!.. СОРРИ – АЛЛЕРГИЯ…»?

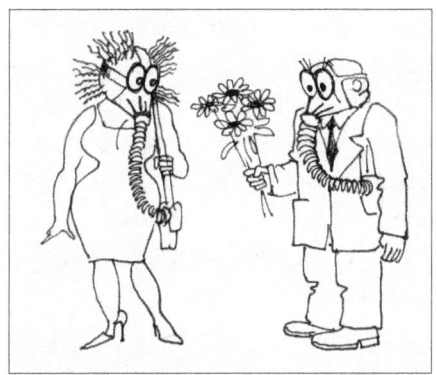

Самая тяжёлая форма аллергии – аллергия на окружающую действительность.

Алекс Ведов, российский писатель

Существуют разные виды аллергии. Аллергия на пищевые продукты, на лаки, краски, на лекарства; контактная аллергия на ткани, металлы, домашних животных… Но сегодня мы поговорим о наиболее распространённой её форме – сезонной аллергии на пыльцу цветущих растений.

В чём причина аллергии?

У многих людей с наступлением солнечных весенних дней, когда вся природа оживает, украшается зеленью и цветами, начинается кошмарный период. Стоит только им выйти на улицу и вдохнуть ароматный весенний воздух, как их нос закладывает, из него начинает капать, в горле першит, появляется удушливый кашель, глаза начинают чесаться и слезиться, и единственное спасение –

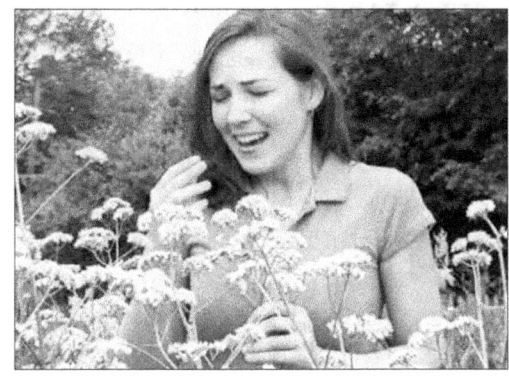

спрятаться за закрытыми окнами и дышать кондиционированным воздухом несколько месяцев, пока природа от цветочков перейдёт к ягодкам! Что же это за болезнь и почему она становится всё более и более распространённой с каждым годом? Подобное расстройство называется гиперчувствительной реакцией иммунной системы на внешние раздражители. То есть та самая система, которая призвана защищать нас от вторжения инородных веществ,

Аллергия возникает из-за гиперчувствительной реакции иммунной системы на внешние раздражители.

начинает реагировать на всё настолько чрезмерно (можно сказать, истерически), что вместо спасения начинает нас же уничтожать. Происходит это путём выброса специального вещества – гистамина. Гистамин вызывает отёк тканей, спазм дыхательных путей и усиленное выделение слизи, покраснение и зуд кожи, падение кровяного давления. Всё это, по идее, должно отвратить нас от контакта с вредным веществом и быстро освободить организм от его действия.

Если бы речь шла о сильнодействующем яде, то мы наверняка были бы благодарны за такую заботу. Но когда иммунная система выбрасывает море гистамина только потому, что ей показался подозрительным тополиный пух, то это действительно – медвежья услуга.

Гистамин действует через специальные рецепторы. Если их заблокировать, то его действие можно значительно смягчить. Вот почему так эффективно помогают некоторым больным лекарства антигистаминного действия – Аллегра, Кларитин. Они, правда, вызывают сухость во рту и сонливость – но в незначительной степени, поэтому названные средства можно считать первой линией защиты и использовать при необходимости. Существуют специальные капли для глаз и носа, которые облегчают отёк и раздражение

Термин «аллергия» был введён венским педиатром Клеменсом Фон Пирке в 1906 году. Он заметил, что у некоторых из его пациентов наблюдаемые симптомы могли быть вызваны определёнными веществами из окружающей среды, такими как пыль, пыльца растений и другие.

за счёт сужения сосудов. Ваш доктор всегда может выписать то, что именно вам подходит больше.

Почему «эпидемия» аллергии развернулась в наше время

И всё же: почему аллергия превращается в бич нашего века? Почему раньше, когда люди умирали миллионами от инфекционных болезней, от голода, холода, жары, они не страдали аллергией (по крайней мере, в дошедших до нас исторических и литературных источниках подобные нарушения упоминаются крайне редко)?

Дело в том, что раньше защитные механизмы непрерывно имели широкое поле для деятельности, адаптируя нас к перепадам климата, защищая от инфекций без помощи антибиотиков и прочей химии. Они, как действующая армия, постоянно убывали и восстанавливались. А теперь наступил застой. Нет врагов, нет живого «интересного дела». Вот иммунная система и тренируется на чём придётся, а щепки летят в нас!

Центр чихания расположен в нижней части мозгового ствола – продолговатом мозге. Там же находятся центры других защитных рефлексов: кашля, рвоты, слезоотделения, мигания.

Наша благополучная жизнь, отсутствие физических стрессов, а также стерильный быт ведут к тому, что иммунная система начинает «беситься с жиру», а запасы антистрессовых гормонов иссякают.

Под этой теорией есть мощная физиологическая основа. Доказано, что во время стресса активизируется естественная выработка кортикостероидов надпочечниками. Стероиды – мощнейшие лекарства против аллергии. Ими лечат аллергический шок и тяжёлую астму, их также используют в виде спрея для лечения аллергического насморка. Но если стресса нет, то их выработка сводится к минимуму и организм не имеет внутренних запасов для самостоятельного подавления аллергической «истерики». Поэтому наша благополучная жизнь, отсутствие физических стрессов (голода, холода, жары, работы до пота), а также стерильный быт ведут к тому, что иммунная система начинает «беситься с жиру», а запасы антистрессовых гормонов иссякают.

Эффективные способы стабилизации иммунной системы

Что же делать? Начать есть грязными руками и сыпать пыль в царапины на коже? Нет, конечно! Не стоит впадать в крайности. А вот поработать в спортзале до седьмого пота два-три раза в неделю, и поголодать двадцать четыре-тридцать шесть часов раза два в месяц – это можно. Одним из самых эффективных стимуляторов надпочечников является холод. Самая простая процедура – замораживание стоп. С одной стороны, ноги очень чувствительны к холоду, так что это уже само по себе стресс. Я думаю, некоторым при одной мысли уже стало зябко! С другой стороны, согласно рефлексологии, ступни – средоточие очень активных зон, относящихся ко всем жизненно важным органам. Чтобы сделать эту процедуру менее шоковой, я рекомендую замораживать ступни по отдельности. Сначала подставить под максимально холодную струю одну ступню и подержать до ощущения лёгкой боли в глубине («ломота в костях»). Затем эту ступню растереть досуха полотенцем, а после ладонью – пока она не станет горячей. Теперь надо надеть на неё тёплый носок и повторить процедуру с другой ступнёй. Такая процедура настолько приятна, что вскоре вы забудете, что её цель – стресс, и будете делать её даже несколько раз в день, особенно когда обостряется аллергия.

А теперь вкратце о последнем (по важности, скорее, первом) стимуляторе – боли. Существует два способа причинить боль и не страдать особенно при этом. Это акупунктура и стретчинг. Иглоукалывание вызывает ложный всплеск раздражения в нервной системе, но болевые ощущения при этом – минимальные, за счёт воздействия на особенные точки тела. Причём защитные механизмы организма получают своего рода «рестарт», как в случае с компьютером, когда он «виснет» из-за внутренних конфликтов.

Стретчинг, или растяжка, воздействует на болевые рецепторы сухожилий. Если у вас есть навыки в этой области, вы можете их использовать не только для снятия спазма и мышечной усталости, но и как противоаллергическое средство. Регулярная растяжка до умеренной боли, особенно в сочетании с задержкой дыхания, приводит к тому, что надпочечники выбрасывают адреналин, сужающий сосуды (уменьшается отёк), и магический кортикостерон, стабилизирующий иммунную систему и облегчающий все аллергические симптомы.

Подобрав для себя наиболее подходящую технику из описанных выше, вы со временем сможете если не полностью устранить, то значительно уменьшить столь неприятные симптомы сезонной аллергии.

АРТРИТ – БОЛЬ В СУСТАВАХ ИЛИ МЫШЦАХ?

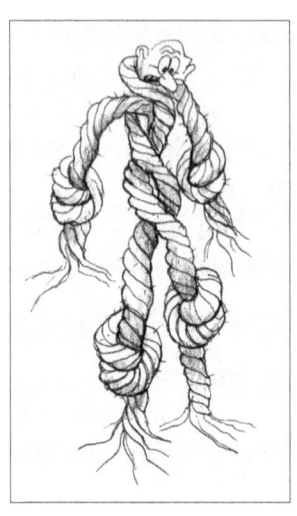

То не боль в суставе ноет,
Не хрящи тревогу бьют –
Это мышцы в спазмах воют,
Жить суставам не дают!

«Артрит» на латыни означает «воспаление суставов». Каждый слышал это слово – и не раз.

– Колени болят? Это у тебя артрит.

– Шея хрустит? Наверное, артрит начался.

Что же такое артрит?

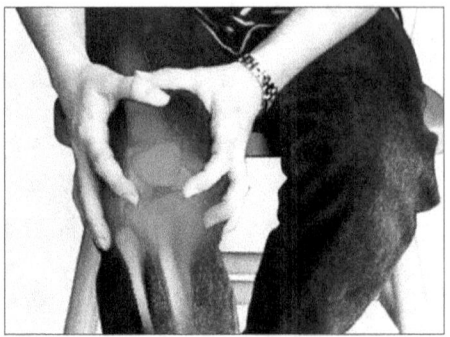

На самом деле не всё артрит, что в суставах болит! Боль, которую мы чувствуем при движении в суставах, очень часто имеет отношение не к тому, что внутри сустава, а к связкам и мышцам, окружающим сустав снаружи. Вы спросите: какая разница? Огромная! Если у вас действительно воспалительный процесс суставов, то необходимо очень агрессивное и длительное противовоспалительное медикаментозное лечение. Если же это внесуставные ткани – порой достаточно нескольких сеансов квалифицированной физиотерапии, чтобы восстановить подвижность и устранить боль.

Как же отличить одно от другого? Кто-то скажет: артрит – у пожилых, а у молодых – растяжение связок. Это не совсем так. Воспаление суставов может произойти и в молодом возрасте.

> *Артрит оказывает на экономику США приблизительно такое же действие, как умеренный экономический спад: заболевание обходится американцам более чем в 64 миллиарда долларов ежегодно!*

Артрит или не артрит?

Вот, например, один случай из практики. Молодая девушка пришла в клинику с жалобами на боль и отёчность левого голеностопа. Она не помнит никакой травмы, и при обследовании я тоже не нахожу признаков старой травмы, зато при более детальном

> *Антитела к бактериям, находящимся в миндалинах, обладают способностью поражать соединительные ткани в суставах.*

опросе выясняется, что у неё давно и часто болит горло. При осмотре выясняется, что её гланды заполнены гнойными пробками. Тест крови показал высокую концентрацию антител против стрептококка – бактерии, поражающей миндалины. Эти же антитела обладают способностью поражать не только бактерию, но и соединительные ткани – суставы и связки. Отсюда её артрит. Короткий курс правильного антибиотика – и с таким артритом покончено!

Сложнее, если суставы воспаляются и начинают деформироваться. Это происходит у молодых людей, в семье которых есть близкие родственники, страдающие ревматоидным артритом. Тогда необходимо тщательное обследование иммунной системы специальными тестами. Если они обнаруживают повышенную концентрацию иммунных клеток, то причина артрита – аутоиммунное заболевание. Это значит, что организм разрушается собственной иммунной системой, которая принимает клетки своих суставов за врагов и расправляется с ними по всей строгости военного време-

> В 1916 году немецкий военврач Ганс Рейтер описал болезнь, которая получила название «синдром Рейтера» и считается проявлением реактивного артрита. Одним из пусковых агентов этого заболевания является… заражение хламидиями.

ни. Такая иммунная система, если её не остановить, сама хуже любого врага! Поэтому для лечения этого вида артрита используют иммунодепрессанты – лекарства, подавляющие иммунную систему. Звучит страшно, но минус на минус – вещь необходимая, чтобы получить плюс.

Артрит у пожилых – вещь особая. Называется он остеохондроз, и я уже говорил о нём в предыдущих разделах. Он появляется как следствие изнашивания суставов, подвергающихся в течение длительного времени чрезмерной нагрузке. У одних это происходит из-за тяжёлой работы, у других – избыточного веса, у третьих происходит воспаление и спазмирование мышц, которые не получили в своё время должного внимания и правильного лечения. Такие «несчастные» мышцы и связки – наиболее частая причина боли в суставах как у молодых, так и у пожилых.

Мышечный спазм и артрит

Что такое мышечный спазм? Это запредельное сокращение мышцы и невозможность расслабиться самопроизвольно. Что-то наподобие судороги в икроножной мышце. Те, кто имел «счастье» испытать это на себе, знают, что боль – дикая, как будто мышцу рвут на части или ввинчивают по живому шуруп. Это – иллюстрация того, какая боль может возникать от «простого» мышечного спазма, без ущемления или воспаления нерва, без разрыва или смещения диска. Как же возникает спазм? Какова его причина? Почему мышца не может расслабиться? Дело в том, что мышца нуждается в энергии не для сокращения, а для расслабления. Если мышца истощается от перегрузки или не получает хорошего питания, то она заклинивается. Волокна вместо того, чтобы гладко скользить, затягиваются в мёртвую петлю – кстати, именно поэтому мёртвые мышцы «окоченевают».

> *Чтобы оживить спазмированные участки мышц, надо приложить к ним не тепло, а лёд.*

Чтобы оживить участки «омертвения», необходимо помочь мышце расслабиться. Для этого нужно каким-то образом улучшить приток крови.

Может быть, приложить тепло? А вот и неверно! Правильный ответ – лёд. Почему? Потому что лёд сначала вызовет сокращение больной мышцы и спазм сосудов, но как только вы его уберёте – сосуды расширятся, кровоток усилится, и зажатая мышца начнёт расслабляться. Клин клином вышибают! По той же причине растяжка и резкие движения при спазме противопоказаны. Они только усилят спазм. А вот покой, осторожное надавливание, массаж без боли, плавное напряжение мышцы без движения – приводят к постепенному освобождению зажатых мышц, освобождению зажатых суставов и исцелению от такого «артрита».

> *Из-за распространённости артрита во всём мире период с 2000 по 2010 гг. был объявлен Всемирной организацией здравоохранения «Десятилетием борьбы с заболеванием костей и суставов».*

Шипы в суставах

«Но как же, – скажут иные умудрённые опытом пациенты, – как же быть с «шипами», у меня на снимке – явные изменения позвонков?» Дело в том, что деформации суставных поверхностей – «шипы» – появляются там, где уже есть боль, и боль хроническая, в течение достаточно долгого времени. Шипы не причина боли, шипы – следствие. Они не причиняют боль, ничего не ущемляют и не давят. Они появляются там, где уже есть ущемление вследствие травматического смещения или искривления позвоночника, и показывают, подобно указателям: «Здесь боль!», «Здесь непорядок!» Они не растут сами по себе наподобие грибов. Как мозоли появляются вследствие плохой обуви, а потом болят и растут, пока их раздражают – так и шипы. Их нет смысла лечить, как нет смысла похлёстывать телегу, чтобы шла лошадь.

Итак, повторим ещё раз: всякий артрит болит, но не всё, что болит, – артрит. Часто боль в суставах возникает из-за мышц, зажимающих сустав в тиски, как тесная обувь зажимает вашу ступню. Точно так же, как в случае с обувью нет смысла принимать таблетки и делать операцию (нужно лишь снять с ноги «колодку» или просто расстегнуть замки), так при боли в суставах порой достаточно найти специалиста, который знает, как «уговорить» ваши мышцы расслабиться, как устранить спазм и восстановить циркуляцию.

Хорошо если к усилиям такого специалиста вы приложите свои старания – научитесь сокращать и расслаблять мышцы, особенно – около позвоночника, так называемые каркасные мышцы. Для этого существуют различные методики эффективных в данном случае упражнений, среди которых, в частности, асаны йоги, пилатес и тай-чи.

КАК ОСТАНОВИТЬ АРТРИТ

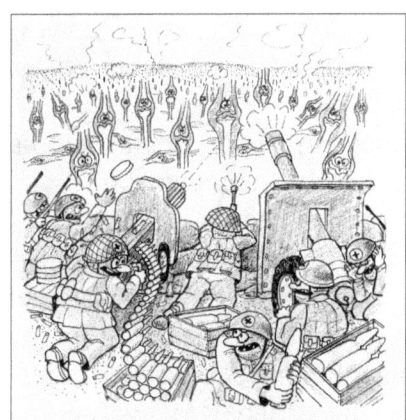

Мышцы – дряблые на вид
И давно не в деле?
Значит, ширится артрит
В нездоровом теле!

Назойливые боли в суставах, которые появляются в определённом возрасте, редко кого обходят стороной. То начинает ныть шея или поясница, то скрипят колени, то стреляет тазобедренный сустав... У некоторых начинаются проблемы с пальцами или запястьями, а кому-то не дают заснуть боли в плече. Такие жалобы настолько распространены, что врач часто просто успокаивает пациента: «Ну, а что вы хотели, голубчик? Это возрастное. Если проснулся и ничего не болит, значит – плохо...» Но так ли всё безысходно и безнадёжно на самом деле?

Что ведет к артриту

В основе артрита лежит воспаление суставных тканей. Это бывает следствием внешних травм, а иногда внутренней атаки со стороны собственной иммунной системы – так называемого аутоиммунного артрита. Но чаще всего происходит то, что американцы называют «wear and tear»,

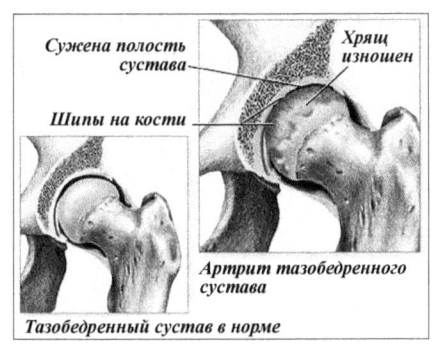

Сужена полость сустава

Хрящ изношен

Шипы на кости

Артрит тазобедренного сустава

Тазобедренный сустав в норме

по-русски – изнашивание суставных тканей с возрастом. Конечно, с одной стороны, это неизбежный процесс – ничто со временем не становится новым и блестящим. Всё потихоньку стирается, травмируется, воспаляется, нарушается нормальная микроциркуляция, ухудшается заживление. Это ведёт к накоплению хронических воспалительных изменений в суставах. А где воспаление, там и боль.

Но, с другой стороны, всем тоже известно, что, если машина регулярно получает необходимое техническое обслуживание, она служит гораздо дольше. Подобным образом дело обстоит и с суставно-мышечной системой. И «мышечная» – здесь не случайное дополнение. Это, пожалуй, первая и главная степень защиты сустава. Если мышцы эластичны и сильны, они не позволяют суставным тканям перенапрягаться. Но когда мышца ослабевает и становится менее эластичной, перегрузка падает сначала на связки,

Мышечная ткань – главная защита суставов. Если мышцы эластичны и сильны, они не позволяют суставам перенапрягаться.

а затем и на суставные хрящи. Поэтому первой задачей профилактики является укрепление мышц и поддержание их эластичности.

Однако тут очень важно учитывать фактор возраста. Ибо тот атлетический задор – «выше, дальше, быстрее», – который сходит нам с рук в молодости, с возрастом становится опасен. Падение гормонального фона и возбуждение иммунной системы с возрастом превращает приятную мышечную боль после усиленной нагрузки в источник серьёзного воспаления мышц и связок. Поэтому с возрастом упражнения ещё более необходимы, чем в молодости, но делать их надо плавно и с очень умеренной нагрузкой – если вы хотите помочь своим суставам, а не навредить.

Стресс и иммунитет

Гормональную и иммунную системы можно и нужно поддерживать с помощью витаминов и курортного отдыха. Из витаминов особенно важны рыбий жир и витамины D и С в серьёзных дозах. Существенную вспомогательную роль играют и лекарственные травы, особенно противовоспалительные и иммуноукрепляющие. Также важны и травы типа валерианы, которые снижают стресс в нервной системе. Можно считать твёрдо установленным фактом, что хрони-

В одних только США артритом страдают более 42 миллионов человек, причём каждый шестой вследствие этой болезни стал инвалидом. Таким образом, среди причин инвалидности в Америке артрит стоит на первом месте.

ческий стресс является одним из главных факторов, повреждающих иммунную систему и ведущих к развитию и осложнению большинства хронических заболеваний внутренних органов, в том числе и злокачественных опухолей.

Комплексная терапия артрита

Однако во многих случаях самолечение нуждается в поддержке и коррекции со стороны специалистов, знающих, как работать с воспалёнными мышцами и суставами. Правильное лечение должно быть направлено прежде всего на устранение в мышцах болезненных участков – так называемых триггерных точек. Опытный специалист в области мышечной релаксации и нейромышечного массажа может с минимальной болезненностью обезвредить эти «пусковые шахты» вашего тлеющего артрита. Чтобы эффективно

Чтобы быстро добиться результата, необходимо использовать как медикаментозную, так и рефлексотерапию – иглоукалывание и лазер.

и быстро добиться такого результата, необходимо использовать комбинированную противовоспалительную терапию: как медикаментозную, так и рефлексотерапию – иглоукалывание и лазер. Дополнительно к этим эффективным методам мы используем в нашем лечебном центре специальные остеопатические манипуляции, дающие порой очень быстрый, почти мгновенный результат при боли в суставах, потому что эта техника позволяет нам устранить ущемление чувствительных тканей подобно тому, как вы освобождаете прищемлённый палец.

Мой многолетний опыт работы показывает, что артрит можно не только остановить, но зачастую и частично обратить, как бы перевести ваши биологические часы на несколько лет назад. Так что не оставляйте вашу суставную боль без внимания. Ищите помощь, боритесь и дано вам будет!

ГОЛОВНАЯ БОЛЬ

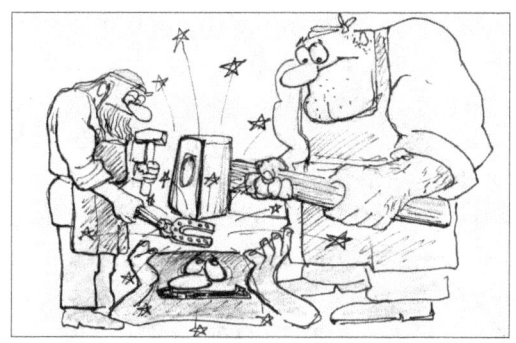

Ты шеи крик пойми,
Ей «дверью» быть позволь –
Массажем мышц сними
Навязчивую боль!

Сейчас речь пойдёт о головной боли. Для многих головная боль является настоящим кошмаром. Я думаю, найдётся немного людей, которые ни разу не испытали её приступов – разве что в анекдотах. Помните, доктор спрашивает полковника:

– А голова у вас болела когда-нибудь?

– Это ж кость, – удивляется полковник, – чему там болеть?!

К сожалению, голова не только кость, и причин для боли у неё больше, чем хотелось бы. Разумеется, надо относиться к данной проблеме серьёзно, так как здесь может скрываться и инфекция, и опухоль, и высокое давление, которое угрожает кровоизлиянием в мозг. Но как быть, когда при обследовании не удаётся найти видимых причин? И таких больных большинство! Они ходят от специалиста к специалисту – без пользы и без облегчения (если не считать облегчения кармана).

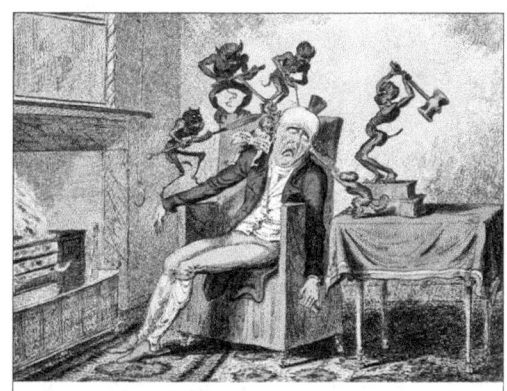

Джордж Крукшенк – карикатура,
изображающая головную боль, 1819г.

«Врата» к голове

Вот одна из подобных историй. Молодой человек, тридцать пять лет, компьютерный специалист. Три года назад стали появляться эпизодические головные боли, часто после стресса, плохого сна. Но они очень легко снимались с помощью аспирина или эдвила. В последнее время боль изменилась: стала появляться постепенно, не проходит после сна. Таблетки не помогают. Кто-то из знакомых показал ему, как с помощью хруста можно освобождать позвонки. Попробовал, понравилось. Первое время удавалось на несколько часов снимать боль. Теперь получается только на несколько минут, а потом боль превращается в тиски, которые не разжимаются по несколько дней, сопровождаются заложенностью носа и даже слезотечением. В те дни, когда он меньше сидит перед компьютером или больше двигается, боль не появляется. Знакомая картина?

Почему же у молодого человека – без инфекции, без опухоли, без повышенного давления – развилась такая болезнь? Почему эта болезнь не беспокоит его, когда он больше двигается? Почему она не поддаётся тем медикаментам, которые ещё недавно «били» её наповал?

Чтобы понять, что происходит с головой, давайте сделаем небольшой лингвистический

> *Головная боль не связана непосредственно с мозговой тканью, поскольку там отсутствуют болевые рецепторы. Она возникает из-за воздействия на области, чувствительные к болевым ощущениям: череп (надкостница), мышцы, нервы, артерии и вены, подкожная ткань, глаза, носовые пазухи и слизистая оболочка.*

экскурс. Итак, что такое… воротник? От какого слова происходит? Я бы в жизни не догадался, не приведи меня Господь в Болгарию. По-болгарски «шея» – «врат». Отсюда – воротник. Но в то же время, «врата» по-болгарски – «дверь».

Таким образом, шея – это дверь головы! Открыта дверь, и циркулирует кровь, поступает кислород, нет воспаления, нет сдавливания, нет боли. Закрыта дверь – всё, мозг задыхается, голодает, посылает сигналы тревоги, выбрасывается адреналин, повыша-

> *Шея – это дверь головы. Открыта дверь, и циркулирует кровь, поступает кислород, нет воспаления, сдавливания и боли.*

ется давление, включаются воспалительные реакции, выделяются специальные медиаторы боли – и представление начинается!

Когда дверь не смазана – она скрипит. Когда мышцы шеи спазмированы, они щёлкают, порождая тот хруст, «с помощью» которого наш пациент пытался поправить свои шейные позвонки. Но позвонки стоят там, где их держат мышцы, и смещаются туда, куда их тянут мышцы. Поэтому недостаточно лишь хрустнуть со смаком бедной шеей! Надо добиться освобождения позвонков таким образом, чтобы это было приятно мышцам. А если мышцам будет приятно, то они, как герой Фрунзика Мкртчяна в фильме «Мимино», «сделают позвонкам так приятно, что и вам станет очень приятно». А когда вы «нахалом», как говорила моя бабушка, отрываете себе голову, то нечего удивляться, что она вам отвечает взаимностью. Не хамите, да не хамимы будете! Научитесь уважать свой организм, его реакцию самооздоровления, и он начнёт творить чудеса. В противном случае мышцы шеи, которые сначала подвергаются хронической

> *Отдельные упоминания о головных болях, напоминающие по описанию клинику мигрени, появились более пяти тысячлет назад. В XIX–XVI веках до нашей эры в вавилонской литературе также были найдены описания приступов головной боли, которую сравнивали со вспышкой молнии.*

перегрузке во время неподвижности и стрессового напряжения, а затем травмируются, когда вы их пытаетесь насильно исправить, начинают утрачивать свою эластичность, дегенерируют, воспаляются и болят со страшной силой.

Как оживить мышцы шеи

Таким образом, ваша головная боль – это чаще всего боль шеи, шейных мышц. Но ими надо не «щёлкать», хрустеть, рвать и метать, а нежно, терпеливо и с любовью их разминать, укреплять, оживлять. Возлюбите свою шею, как себя самого, и тогда вы избавитесь от головной боли!

Как же укрепить и оживить мышцы шеи? Очень просто. Все ткани растут, когда получают питание. А кто не работает, тот не ест. Мышцы получают кровь и питание, только когда они сокращаются и расслабляются. Если вы думаете о них, им уже становится легче. Когда же вы начинаете бережно двигать головой, исследовать и открывать всё новые и новые горизонты подвижности, тогда организм ставит ваши мышцы «на довольствие», процесс дегенерации и воспаления прекращается, а с ними уходит и спазм, и головная боль.

> *Мышцы получают питание при сокращении и расслаблении. Когда вы начинаете двигать головой, открывать новые горизонты подвижности, процесс дегенерации и воспаления прекращается, а с ними уходят спазм и боль.*

В запущенных случаях, конечно, лучше воспользоваться помощью опытного врача. Я в такой ситуации сначала провожу мануальную диагностику – точное определение повреждённого участка и рефлекторно связанных с ним спазмированных мышц. Затем используется нейромышечный массаж и манипуляционная терапия – точечное воздействие на блокированные мышцы и суставы с целью убрать спазм и отёк, восстановить нормальную циркуляцию, запустить процессы самоисцеления. Если нужно, я назначаю дополнительные методы диагностики – рентген, МРТ, лабораторные тесты, прописываю необходимые медикаменты, помогающие облегчить боль, снять воспаление. Кстати, тот пациент, о котором я вам рассказывал, убедился в эффективности подобной терапии на собственном опыте. Сейчас он посещает меня один-два раза в месяц, два раза ходит в фитнес-центр и регулярно, несколько раз в день делает мягкую гимнастику, стараясь включить как можно больше мышц. От головной боли у него остались болезненные воспоминания и желание больше не повторять свои ошибки, не поддаваться усталости и лени – разрушительной неподвижности.

Итак, если у вас тоже проблемы с головой (в смысле с головной болью), не спешите думать о сосудах, головном мозге, давлении и прочих «ужасах». Попробуйте помассажировать шею, расправить грудной отдел позвоночника, осторожно подвигать шеей во всех направлениях. Только, ради Бога, без нажима, нетерпения, спешки! Спешка и насилие в работе с мышцами, особенно – мышцами шеи, приводит к прямо противоположным результатам.

АХ, КАК КРУЖИТСЯ ГОЛОВА…

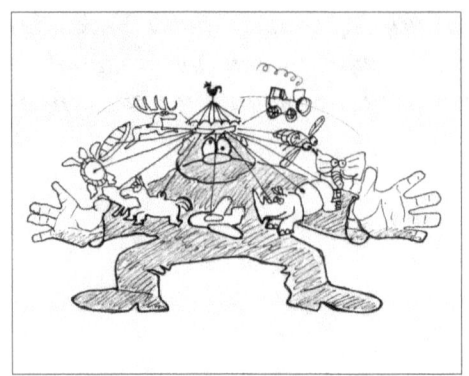

Головокружение от успеха,
Головокружение от невзгод,
Головокружение – символ века,
Головокружение круглый год.
                        Рок-группа «Автограф»

Не найдётся, пожалуй, ни одного человека, у которого бы ни разу в жизни не кружилась голова, хоть на короткое время не уходила земля из-под ног. Но у некоторых «счастливчиков» это начинает происходить настолько регулярно и заметно, что они просто боятся выйти из дома! И это уже серьёзная проблема, о которой мы немного поговорим.

Головокружение из-за спазма мышц затылка

Конечно, причин и видов головокружения так много, что в одной статье охватить их все просто невозможно. Так что мы остановимся на тех, которые встречаются чаще и лечатся легче. В первую очередь, это случаи головокружения, связанные со спазмом мышц в области черепно-шейного сочленения (проще говоря – затылка). Эти мышцы являются дополнительными рецепторами вестибулярного аппарата.

Ощущение положения в пространстве является результатом обработки мозгом сигналов от глаз, мышц и вестибулярного аппарата, находящегося в ухе.

Наше ощущение своего положения в пространстве является результатом обработки мозгом сигналов, идущих от

глаз, мышц и собственно от вестибулярного аппарата, находящегося в
ухе. Если такие сигналы не сходятся
«по фазе», возникает возбуждение в
коре головного мозга, которое воспринимается как колебательное или
вращательное перемещение нашего
тела в пространстве. Когда мышцы
затылка и нижней челюсти сильно
зажаты или воспалены, они подают
ложную информацию в мозг, из-за
чего возникает чувство дисбаланса,
раскачивания.

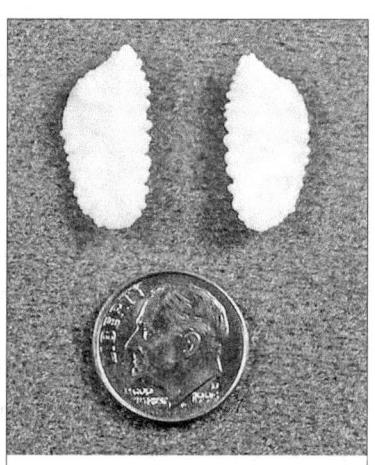

*Отолиты тихоокеанской
трески. Отолиты –
кристаллы, являющиеся
частью органа равновесия у
животных и человека.*

Вот пример. Пожилая женщина пришла на приём со своей доче-
рью, так как сама не могла водить
машину из-за сильного голово-
кружения. Ей даже пришлось оставить работу, где она многие годы работала швеёй, сидя часами в согнутом положении.
Грудной отдел пациентки из-за сильного мышечного спазма
напоминал небольшой горб. Стоять она могла, только дер-
жась за стену, и мне с большим трудом удалось уложить её на
стол. Буквально после первой процедуры, когда у меня полу-
чилось слегка освободить её грудной отдел (что, в свою очередь, позволило расслабиться шейным мышцам), она встала
и не могла поверить, что земля больше не уходит у неё из-под
ног!

Подобного «чудесного» эффекта иногда удаётся добиться и
при манипуляциях на нижнечелюстном суставе. Когда улучшается кровоснабжение этих мышц, уходит спазм, а с ним – головокружение и тошнота. Подобный механизм используется на
некоторых морских круизах, когда пациентам предлагаются маленькие пластыри, которые наклеивают на стыке уха и нижне-
челюстного сустава. Небольшое раздражение, которое они причиняют, уменьшает спазм и в значительной степени облегчает
морскую болезнь.

Неустойчивость, вызванная скачками давления

Вторая распространённая причина головокружения и ощущения неустойчивости – нарушения артериального давления. В случае пониженного давления это проявляется в момент, когда человек резко встаёт со стула или поднимает голову из согнутого положения. На короткий момент возникает дефицит мозгового кровоснабжения, который ведёт к потемнению в глазах (иногда даже к обмороку) и внезапному кратковременному нарушению равновесия. В этих случаях необходимо срочно пополнить водный баланс – выпить пару стаканов воды – и проверить у врача давление, а также сделать анализ крови, чтобы исключить анемию. Такое же резкое нарушение мозгового кровоснабжения возникает у людей с остеохондрозом шейного отдела – когда дегенеративные изменения позвонков приводят к частичному сужению и искривлению позвоночных артерий. В этом случае головокружение возникает при резком или усиленном повороте или наклоне головы.

> *В случае головокружения при пониженном давлении необходимо быстро пополнить водный баланс – выпить пару стаканов обычной воды.*

Позиционное головокружение

Третья наиболее распространённая форма головокружения – доброкачественное позиционное головокружение. Это уже действительно кружение, и даже не столько головы, сколько всей обстановки вокруг человека. Чаще всего оно возникает в пожилом возрасте и у женщин. Человек просто пытается повернуться в постели, и вдруг всё вокруг начинает бешено переворачиваться. Так продолжается несколько секунд и заканчивается само по себе, без каких-либо последствий и осложнений – видимо, поэтому оно называется «доброкачественное». Причина данного явления – в самой сути вестибулярного аппарата. Внутри уха существуют маленькие (0,5-30 мкм в диаметре) «камушки» – кристаллы карбоната кальция, так называемые отолиты. Вследствие некоторых причин (травмы головы, воспалительные заболевания уха, старение и др.) происходит склеивание этих кристаллов. И, вместо того чтобы равномерно воздействовать на многочисленные рецепторы внутреннего уха (как опадающий песочек), они обрушиваются на ограниченное количество рецепторов, перевозбуждая их и вызывая сильное головокружение.

Тема головокружения не раз поднималась в искусстве. Фильм «Головокружение» (1958) Альфреда Хичкока, в основе сюжета которого – расстройство равновесия у полицейского, признан одним из лучших триллеров за всю историю кинематографа США.

Таким образом, как говорится, головокружение головокружению рознь. В зависимости от того, какая именно форма наблюдается у вас (если, конечно, вообще наблюдается), нужно принимать те или иные меры, дифференцируя их с учётом именно вашего случая.

ОБМОРОКИ – ДЕЛО ЖИТЕЙСКОЕ

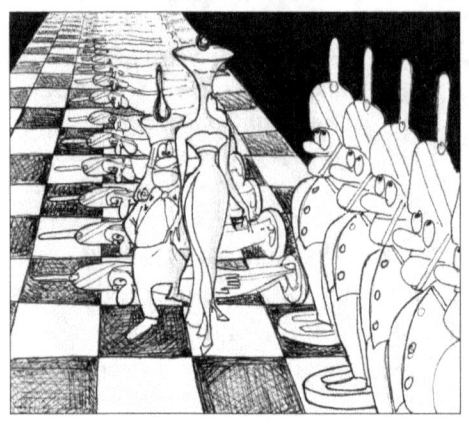

Звери задрожали,
В обморок упали,
Волки от испуга
Скушали друг друга...
                          Корней Чуковский

Что такое обморок, многие знают, увы, не понаслышке. Обморок не ведает возрастных или половых предпочтений. В обморок падают и мужчины, и женщины, и взрослые, и дети. В обморок падают от испуга, от духоты, от вида крови, от жуткого облика маленькой серой мышки... Падают во время беременности, во время месячных, в период экзаменов, в ходе физических тренировок... Падают при низком артериальном давлении и при повышенном атмосферном, после злоупотребления алкоголем и при передозировке некоторых лекарств... Некоторые падают «от любви к искусству» – просто чтобы продемонстрировать женскую слабость, попугать окружающих, привлечь к себе внимание... А вот многие ли знают, что, собственно, это такое – обморок?

Пациент скорее жив, чем мёртв...

Обморок – это кратковременная утрата сознания, как правило, обусловленная недостатком притока крови к мозгу.

Обморок, как выразились бы медики, – это внезапно возникающая кратковременная утрата сознания, одна из разновидностей острой сосудистой мозговой недостаточности. Он чаще всего обусловлен недостатком притока крови к мозгу, хотя могут быть и другие причины. Но какие именно механизмы приводят к помутнению сознания или даже к полной его потере – пусть разбираются специалисты (которые, между нами, до конца ещё и сами-то не разобрались). Для нас же сейчас имеет значение, что выглядит всё это примерно одинаково: человеку становится плохо, он 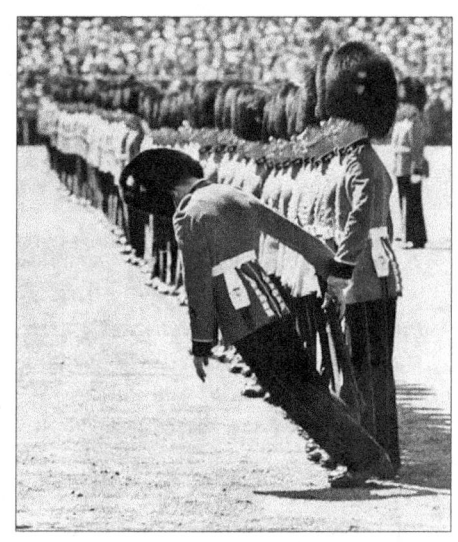 закатывает глаза и начинает оседать на землю. Обратите внимание – резкое внезапное падение «во весь рост» встречается относительно редко. Как правило, такие резкие падения связаны с достаточно серьёзной патологией, например с эпилептическими припадками.

Исключения составляют так называемые дроп-атаки – когда человек внезапно падает на землю, потеряв равновесие. Эти состояния могут быть и у вполне здоровых женщин, например, во время беременности. В типичных же случаях обморока резкого падения не бывает, да и полной потери сознания может не произойти, просто возникает «дурнота», затуманивание сознания, резкая слабость. Если потеря сознания всё же произошла, она, как правило, непродолжительная – от нескольких секунд до четырёх-пяти минут. Нередко отмечается бледность, обильный пот, учащённое сердцебиение. Обычно у лежащих в обмороке кровяное давление понижается. А вот у окружающих оно подскакивает, и порой весьма значительно! Вполне может начаться переполох, не нужный никому, прежде всего мирно лежащей в обмороке даме, которая об этом переполохе, к счастью, даже и не подозревает. Спрашивается, а что же в таком случае делать несчастным окружающим?

Спокойствие! Только спокойствие…

Первое, что вы должны сделать, если кто-то где-то неподалеку от вас свалился в обморок, это сказать себе: «Спокойно! Ничего страшного, дело-то житейское…» В самом деле, женщине, потерявшей сознание, чаще всего луч-ше… просто не надоедать. Созна-ние вернётся, когда восстановится нормальное кровоснабжение моз-га, а повлиять на это кровоснаб-жение вы, честно говоря, никак не можете (если, конечно, под ру-

> *Женщине, потерявшей сознание, чаще всего лучше просто не надоедать. Сознание вернётся само при восстановлении нормального кровоснабжения мозга.*

ками нет классного реаниматолога с реанимационным набором). Для восстановления адекватного мозгового кровотока требуется горизонтальное положение тела (тонус сосудов резко снижен, и, если мы приподнимем голову или корпус, кровь просто оттечёт в нижние конечности, и ни о каком нормальном кровоснабжении, конечно, речь не пойдёт). Поэтому больную надо немедленно уложить на спину (в лёгких случа-ях можно и просто усадить с опо-рой спиной на спинку стула, крес-ла). Учтите, что под голову ничего не подкладывается! Голова должна быть как минимум на одном уровне с корпусом.

> *Клинику обморока впервые описал Аретей из Каппадокии – выдающийся древнеримский античный медик и философ, чьи труды сохранились до нашего времени.*

Не нужно пытаться найти пульс – из-за низкого давления и потери сосудистого тонуса, пульсовая волна очень слабая, и вы можете просто не нащупать её. Медики определяют в таких слу-чаях пульс на шее, на сонной артерии (если вы считаете, что зна-ете, где располагается сонная артерия, можете попробовать найти пульс там). Нужно обеспечить хороший доступ кислорода (зача-стую одно это приводит к прекращению обморока): расстегнуть воротник, а если вокруг упавшего человека столпилось уйма зе-вак – расступиться. Можно побрызгать на лицо холодной водой или поднести к носу ватку, смоченную спиртом, нашатырём. Не стремитесь вылить на больного полпузырька нашатыря или протирать им виски – это раствор аммиака, и он не восстанавливает мозговое кровообращение, а стимулирует дыхательный центр через нервные окончания в носоглотке. Человек делает рефлекторный вдох, и в организм поступает большая порция кислорода с вдохом. Можно, продолжая держать ватку с нашатырём у носа, на пару секунд прикрыть ладонью рот – весь вдыхаемый воздух пойдёт через нос, и пары нашатыря попадут в полость носа.

Можно, на худой конец, просто пощёлкать по кончику носа – болевой раздражитель также иной раз способен стимулировать восстановление сознания. Эффективно помогают и другие лёгкие болевые раздражители: надавливание ногтем или острым предметом на верхнюю губу в основании носа или на кончики пальцев. Боль стиму-

В давние времена модным у девиц считалось падать в обморок на балах, привлекая внимание кавалеров. Для этого девушки как можно дольше задерживали дыхание, а затем делали резкий и глубокий вдох. Перепад в снабжении кислородом клеток мозга приводил к короткому обмороку.

лирует выброс адреналина, повышает давление, улучшает мозговое кровоснабжение. Главное – напоминаю ещё раз – не теряться и не впадать в панику. И всё будет в порядке!

Кое-что о «спасении утопающих»

Спасение утопающих, как известно, дело рук самих утопающих. Если вы стали замечать за собой вредную привычку к повторяющимся обморокам, надо будет обратить на это внимание. Прежде всего обследуйтесь у невропатолога и кардиолога для исключения заболеваний нервной системы (таких как судорожный синдром, отдалённые последствия черепно-мозговой травмы) и заболеваний сердца (нарушения сердечного ритма, недиагностированный порок сердца и др.) Придётся избегать душных помещений и длительного пребывания на солнце. Если же избежать этого невозможно, старайтесь хотя бы не допускать обезвоживания, пейте больше жидкости (но не газированной воды!).

Достаточно часто обмороку предшествует непродолжительный период предвестников: дурнота, слабость, тошнота. Если вы почувствовали это, не ждите дальнейшего развития событий, сразу принимайте меры (даже если потом выяснится, что тошнило вас от вашего нового сослуживца). Надо сразу лечь или сесть (причём если садиться, то с максимальным комфортом, с максимальным расслаблением). Напоминаю: чем горизонтальнее будет расположено ваше тело, тем лучше. Нельзя запрокидывать голову назад, если вы сидите.

> *Если вы почувствовали приближение обморока, не ждите дальнейшего развития событий – надо сразу лечь или сесть с максимальным комфортом и расслаблением без запрокидывания головы и таблеток во рту.*

Можно сделать несколько глубоких, но обязательно медленных вдохов. Можно носить с собой ватку с нашатырём в тюбике от нитроглицерина или валидола. Нельзя брать в рот никаких лекарств! Вы можете в любой момент потерять сознание, и тогда таблетка после расслабления мышц языка и глотки залетит в дыхательное горло. Наконец, можно просто увеличить приток кислорода, расстегнув или ослабив тугой воротник, пояс.

Конечно, в небольшой статье нереально осветить все нюансы этой достаточно сложной медицинской проблемы. Но всё же надеюсь, что кому-то мои простые советы помогут облегчить жизнь. Тем более что ни говори, а всё-таки обмороки – дело житейское...

КАК ЛЕЧИТЬ ГИПЕРТОНИЮ?

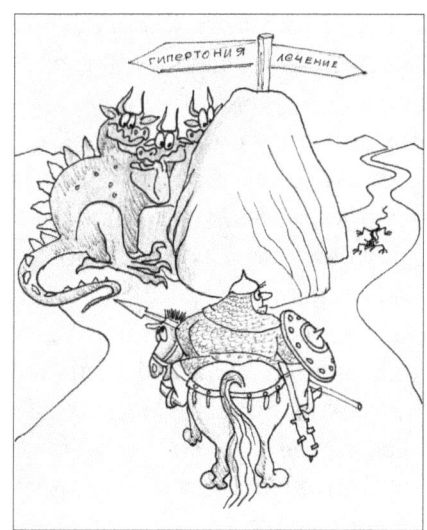

По здоровью ностальгия
Станет вечной, если вас
Будет грызть гипертония
Каждый день и каждый час!

– Я не хочу принимать лекарства. Пусть организм сам разбирается – а то привыкнет к химии, потом без неё не сможет, а побочные эффекты не исправить...

Примерно такими рассуждениями большинство пациентов оправдывают своё легкомысленное (чтобы не сказать бессмысленное) отношение к повышенному артериальному давлению. Бессмысленное, потому что за такого рода «глубокомысленными и дальновидными» рассуждениями скрывается полное отсутствие элементарной логики!

«Яд», «противоядие» и «побочные эффекты»

Предположим, вам дают два лекарства: одно – страшный яд с разрушительными последствиями для вашего мозга, сердца и почек, второе – противоядие первому, но с какими-то незначительными побочными эффектами. Неужели вы предпочтёте

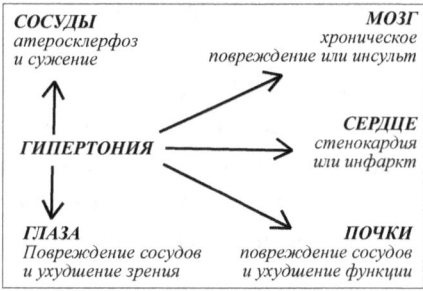

первое или (если оно уже внутри) откажетесь от второго только потому, что оно «не очень полезно для печени»?

> *Гипертония – опасный и разрушительный «яд». Когда она возникает, повреждаются стенки сосудов мозга, сердца и почек.*

Конечно, хорошо бы не выбирать ни первого, ни второго. Но если у вас имеется гипертония, то «первое» вы уже «проглотили». Можно ли от этого избавиться, и как это предотвратить, мы обсудим ниже. Но сейчас важно понять одну простую вещь: гипертония – опасный разрушительный «яд». Каждый раз, когда она возникает в организме, повреждаются стенки сосудов мозга, сердца и почек. Сосуды становятся жёсткими и неэластичными, кровь проходит сквозь них с трудом, что ведёт к дальнейшему повышению давления. Мышца сердца, преодолевая всё большее сопротивление давления в аорте, становится толстой и жёсткой, как мускулы тяжелоатлета, и всё более склонной к спазму коронарных сосудов и их закупорке – то есть стенокардии и инфаркту. Это действие «яда» стопроцентное и неотвратимое для каждого гипертоника. Я думаю, что каждый согласился бы принять любую «отраву», чтобы только остановить разрушительный процесс в своём сердце и мозге.

Но как же «сайд-эффекты»? Давайте разберёмся, что такое побочные эффекты. Это незначительные нарушения состояния определённого процента пациентов при условии принятия лекарства в определённой концентрации в течение определённого количества времени. То есть они наблюдаются не всегда, не у всех и в незначительной степени. Их вероятность растёт при увеличении дозы и времени приёма. Чаще всего эти изменения обратимы и исчезают при отмене лекарства. А теперь согласитесь, что отказ принимать в ответ на смертельный яд эф-

> *Не подлежит сомнению, что гипертоническая болезнь излечима, во всяком случае, в первых фазах её. Поэтому первым и важнейшим условием успешной профилактики и лечения гипертонии следует признать её выявление в ранних стадиях развития.*
> *Г. Ф. Ланг, выдающийся терапевт, исследователь гипертонии.*

фективный антидот, который может что-то нарушить в организме, – не просто «легкомыслие», а чистое безумие! Причём речь идёт о яде беспощадном, бьющем наверняка в ста процентах из ста.

Ответ на вопрос, какие именно лекарства принимать, вам даст ваш лечащий врач. Пользоваться здесь принципом «если помогло соседу, то поможет и мне» категорически нельзя. Что для одного – спасение, для другого может быть сущим наказанием. Врач и только врач подберёт вам лекарство, наиболее соответствующее вашему организму и вашей болезни. Это особенно важно для гипертоников со стажем. Им я советую дальше не читать, потому что далее информация для тех, кто недавно обнаружил, что давление «скачет». Таким читателям я могу дать интересный совет.

А можно без лекарств?

Дело в том, что одним из самых важных регуляторов давления являются почки. Если их фильтрационная работа замедляется, организм активизирует гормон ангиотензин (в переводе «сосудосжиматель»). Этот гормон должен поднять давление и усилить работу почек. Но если так происходит регулярно, то стенки сосудов привыкают находиться в зажатом состоянии – а это и есть начало гипертонии.

Можно ли заблокировать описанный механизм? Конечно, можно – например, с помощью таблеток. Как раз ингибиторы ангиотензина – самые популярные и эффективные средства от гипертонии. Но, оказывается, можно достичь того же эффекта и без таблеток! Как заставить почки работать интенсивнее, не сжимая сосуды? Очень просто – добавить воды в «систему». Дело в том, что мы часто забываем пить. Ну, оно и понятно: кто много пьёт, тот потом много «бегает». А мы люди занятые, нам некогда, а иногда и неудобно отвлекаться. И чтобы не «бегать», мы подсознательно сводим потребности в воде к минимуму. Организм до поры до времени как-то выкручивается, но вот наступает сезон жары, в офисе – аврал с работой, конфликт с начальством, и к почечному зажиму сосудов присоединяется удар адреналина – сердце начинает колотиться, сосуды сжимаются, как тисками, и ваше давление становится ровно в два раза выше нормы. Вам сразу же прописывают лекарства, у вас начинает болеть голова… Давление то опускается ниже нормы, то снова подскакивает. Вы уже нервничаете, независимо от работы и начальников, нарушается сон, нормальное самочувствие – круг замыкается. Но те, кто попал в эту центрифугу недавно, могут попробовать один безвредный способ. Я уже проверил это средство на себе и других и убедился в его эффективности.

> *Чтобы снизить давление попробуйте каждые 15-30 минут пить несколько глотков чистой воды – до тех пор, пока ваши почки не начнут каждые 1-2 часа приглашать вас на «променад».*

Итак, попробуйте регулярно, каждые пятнадцать-тридцать минут, пить по несколько глотков чистой воды (не надо ни соков, ни чая, избави боже от кофе!) до тех пор, пока ваши почки не начнут каждые один-два часа приглашать вас на небольшой променад. Прогуливайтесь и снова пейте водичку. Для того чтобы лишняя вода не задерживалась в организме, желательно ограничить соль. Если почки ленятся, можно мягко «подстегнуть» их слабым мочегонным чайком. Как только ваши почки начнут интенсивно и бесперебойно функционировать, они прекратят сигнализировать о повышении давления и активизировать ангиотензин. Конечно, хорошо бы успокоить сердцебиение и освободиться от тревожности. Для этого попробуйте другое средство – лёд на затылок, горизонтальное положение или хотя бы откинуться на спинку кресла в тёмном помещении. Ну или хотя бы закрыть глаза и перейти к медленному глубокому диафрагмальному дыханию на десять-пятнадцать минут.

Описанные выше простые средства могут быстро и значительно замедлить частоту сердечных сокращений и в результате понизить артериальное давление у тех, кто ещё не успел превратить свою гипертонию в запущенную болезнь. Если вы уже опоздали и гипертония давно прописалась в вашей исто-

рии болезни, пожалуйста, не экспериментируйте, принимай-
те регулярно лекарства, рекомендованные вам врачом, и без его
совета ни в коем случае не меняйте ни дозу, ни график приёма.

ПОЧЕМУ НЕМЕЮТ РУКИ?

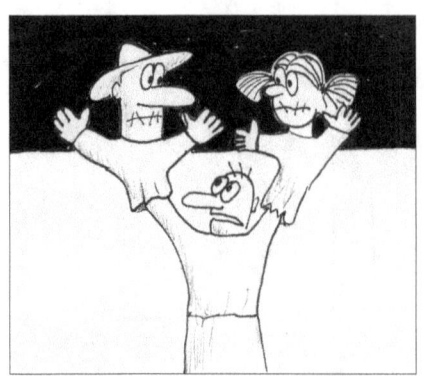

Оттого страдают кисти,
Что узка в запястье щель,
И пройти не может быстро
Поезд нервов сквозь «тоннель»!

Случаи из практики

Для начала – несколько историй болезней. Молодой человек, компьютерный специалист, вынужден оставить учёбу в университете из-за невозможности работать на компьютере. Боль в руках, которая появляется через десять-пятнадцать минут работы на клавиатуре, похожа на зубную – ноет, раздирает, нарастает до нестерпимой и проходит только через двадцать-тридцать минут после того, как он прекращает печатать.

Другой случай. Женщина средних лет, которая занимается уборкой домов, не может спать по ночам: просыпается из-за сильного онемения рук. Раньше это было раз-два в неделю, сейчас несколько раз за ночь. Нарушен сон, постоянная усталость, депрессивные симптомы.

И наконец, молодая девушка, мама чудной шестимесячной девочки, жалуется

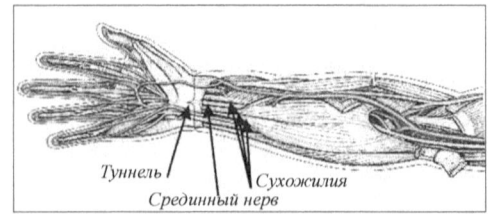

Туннель | *Сухожилия*
Срединный нерв

на невозможность пользоваться правой рукой из-за боли, которая возникает при попытке поднять любой, даже нетяжёлый предмет. Боль пронзает руку, как иглой, и рука непроизвольно разжимается. Ей уже надоело собирать осколки разбитых тарелок и чашек.

Что общего во всех вышеперечисленных историях? Воспаление сухожилий и нервов кисти.

При туннельном синдроме запястья воспалённые связки сдавливают нервы, проходящие к ладони через тесное «ущелье» между костями запястья.

Научное название этой проблемы – туннельный синдром запястья (Carpal Tunnel Syndrome). Называется она так потому, что сухожилия сгибателей пальцев и сопутствующие им нервы проходят с предплечья на ладонь через тесное ущелье между костями запястья, а связка над ними замыкает это ущелье наподобие тоннеля. Если связки повреждаются и воспаляются, они сдавливают нервы, идущие к пальцам, и возникает боль или онемение.

Традиционный подход

Для того чтобы определить, где конкретно ущемлены нервы – в запястье, локте, а может, и в шейном отделе, врачи назначают специальный тест – ЭМГ (электромиография), который проверяет состояние мышц и нервов, а также даёт возможность более точно определить уровень повреждения. Если тест подтверждает наличие блока в области запястья, то обыкновенно назначают противовоспалительную инъекцию стероидного препарата, который уменьшает отёк и освобождает нерв в тесном тоннеле. Если же это не помогает, хирурги-ортопеды предлагают небольшую операцию – освобождение тоннеля путём разреза этой связки, ограничивающей тоннель сверху. Теоретически, такая операция радикально решает проблему, потому что если тоннеля нет, то и ущемляться нервам больше негде. В большинстве случаев так и происходит. Но существует определённый процент больных, у которых онемение остаётся, а боль усиливается.

Откуда руки растут

На практике это значит, что не все случаи онемения и боли в кистях рук связаны с туннельным синдромом запястья. Мне приходилось встречать очень многих таких больных. Что интересно – нигде в медицинской литературе не описывается взаимосвязь проблем в кистях рук с проблемами в верхнегрудном отделе позвоночника. Все обычно сосредоточиваются на запястьях и на шейном отделе позвоночника. Врачи назначают противовоспалительные препараты и специальные ограничивающие повязки-браслеты, хиропракторы делают манипуляции на шейном отделе, стремясь освободить те нервы, которые идут в руки. Обычно, когда это не помогает, говорят: «Да, наверное, единственный выход – операция». Но мы уже выяснили, что и операция – не стопроцентное решение. Как же быть?

Оказывается, есть область между лопатками, которая как раз очень часто травмируется и у тех, кто поднимает тяжести, и у тех, кто сидит перед компьютером, и у тех, кто вынашивает

> *Синдром запястного канала наиболее часто встречается у работников, выполняющих монотонные сгибательно-разгибательные движения кисти.*

беременность, а затем носит ребёнка на руках. Кстати, эта же область часто повреждается в дорожно-транспортных происшествиях. Позвонки, рёбра и мышцы, которые там травмируются и спазмируются, затем рефлекторно ведут к спазму и нарушению питания нервов, отвечающих за кровоснабжение кистей рук. Вот почему оказались в одной компании все вышеперечисленные пациенты.

Спазм мышц и спазм сосудов

Как же помочь в таких случаях? В первую очередь, необходимо освободить перегруженные мышцы в этой области. Для этого необходимо научиться прогибаться назад так, чтобы лопатки максимально приближались друг к другу, и задерживать напряжение вплоть до лёгкой судороги или боли. Можно это делать, сидя на стуле и перегибаясь через спинку, можно делать то же самое, лёжа на полу, разгибая спину через большой мяч или плотную подушку. Если мышцы между лопатками заработают, то спазм в кистях рук чувствительно уменьшается и онемение проходит.

При нарушении кровоснабжения кистей рук из-за спазма мышц между лопатками надо научиться прогибаться назад, максимально сближая лопатки до лёгкой боли.

Если облегчения добиться не удаётся, то, возможно, в этой области сильно воспалились околосуставные мягкие ткани – связки и мышцы. Тогда необходимо принимать противовоспалительные препараты, такие как Ibuprofen, Naproxen, использовать местно раздражающие мази и пластыри. Очень хорошо помогают ледяные компрессы, но лёд нельзя передерживать. Правильный подход – две-три минуты на одной стороне, две-три минуты на другой, а в общей сложности – десять-пятнадцать минут.

Если же и это не помогает, значит, необходимо обратиться к специалисту. Для лечения подобной проблемы используют комбинацию различных видов манипуляционной терапии, иглоукалывания, медикаментозного лечения и обезболивающих инъекций. Врач осматривает пациента и устанавливает точный диагноз – находит спазмированный сегмент и воспалённые мышцы. Физиотерапевты делают целенаправленный нейромышечный массаж, направленный на устранение спазма мышц и восстановление циркуляции. Рефлексотерапевт – специалист, обладающий многолетним опытом в области иглоукалывания, – помогает снять воспаление и успокоить раздражённые нервные окончания. Этот метод в умелых руках порой творит чудеса. Затем мануальный терапевт с помощью осторожных манипуляций освобождает заблокированные суставы, что ведёт к освобождению нервов и сосудов, восстанавливает нормальное кровоснабжение вокруг нервных корешков.

Чтобы закрепить полученный результат, подключают специалиста по лечебной физкультуре, который помогает растянуть тугие мышцы и подобрать наиболее эффективный комплекс упражнений. Обычно курс лечения занимает три-четыре недели по одному-два раза в неделю. В большинстве случаев этого достаточно для достижения стабильного улучшения.

Таким образом, устранить онемение рук, причём навсегда, вполне реально – надо только правильно сочетать собственные усилия и медицинскую помощь.

МНЕ УСНУТЬ ДАВНО БЫ НАДО, ОТЧЕГО ЖЕ МНЕ НЕ СПИТСЯ?

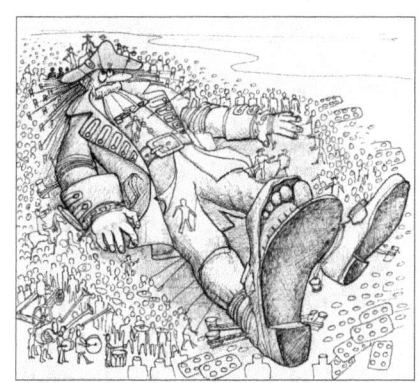

И долгожданная бессонница
Для размышлений и признания
К столу над лампочкою склонится
И будет мне шептать слова...

Олег Митяев

Отчего человеку не спится? Почему иногда случается так, что ворочаешься часами с боку на бок, меняешь положение подушки и шеи, а в глазах ни капли сна. В голове какие-то мысли, планы, страхи, диалоги. Умом понимаешь, что надо спать, тело просит отдыха, а сон куда-то запропастился. А иногда бывает ещё хуже. Заснул хорошо, поспал три часа, неожиданно проснулся и не можешь заснуть вновь. За окном темно, скоро на работу, понимаешь, что будешь целый день клевать носом перед компьютером, если не поспишь ещё пару часов, а сна – ни грамма, как будто его украли! Знакомая картина?

В чём причины?

Чтобы ответить на вопросы «что делать?» и «как бороться?», сначала попробуем разобраться с вопросом, что же происходит. Ключевой механизм засыпания – переключение ретикулярной формации. Есть такая сеть (ретикуляция) нервных клеток в стволе головного мозга, отвечающая за переход от сна к бодрствованию. Она получает сигналы от различных мышечных групп и от внутренних органов. Когда все сигналы затухают, эта РФ (ретикулярная формация), как мифическая сирена, посылает сигнал «спать» в наш мозг. «И граждане послушно засыпают». Но если эта формация непрерывно получает сигналы неблагополучия или напряжения, она держит в напряжении весь наш мозг. Мы бессознательно используем её могущество, когда боремся со сном или когда нам надо проснуться. Что мы делаем? Мы зеваем и

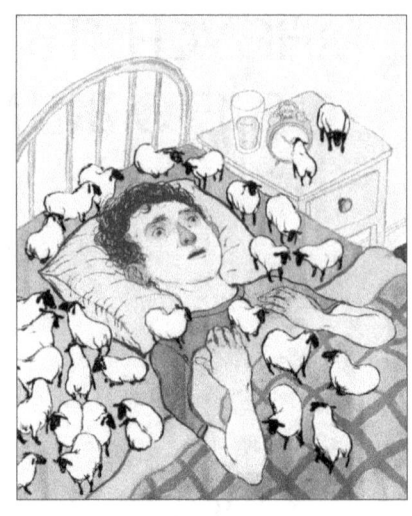

потягиваемся. Это делают и взрослые, и младенцы, и животные. Потому что это – биологический инстинкт. Таким образом мы посылаем сигналы в нашу РФ от мышц затылка, челюстей, шеи, плеч.

Но представьте, что происходит, если эти мышцы у вас хронически перенапряжены, если они непрерывно бомбардируют вашу формацию, даже когда вы легли и расслабились.

> *Бессонница –*
> *это издевательство ночи*
> *над человеком.*
> Виктор Гюго

Правильно – раздражение сети ведёт к постоянному раздражению мозга, и сон «нейдёт». Надо снять это раздражение, освободить мышцы лица, челюстей, шеи. Обычно в такой последовательности следуют формулы аутогенной тренировки – эффективного метода саморегуляции, когда человек должен повторять плавно, многократно и монотонно (помните альфа-ритм?): «Мышцы моего лба расслабляются и тяжелеют, мышцы лица..., мышцы шеи..., плечи…» и т.д.

Однако, к сожалению, такие формулы не работают у людей, страдающих хроническим спазмом этих мышц. Например, мне не удавалось никогда добиться расслабления и ощущения тяжести, пока с помощью мануальной терапии мне не «расклинили» поясницу и шейный отдел. Дело в том, что если мышцы «висят» на заклиненном суставе, то освободить их самовнушением невозможно. Необходимо механическое растягивание – самостоятельно с помощью стретчинга или с помощью квалифицированного специалиста, который знает, как освободить мышцы от спазма.

Надо учиться засыпать

Первый шаг к засыпанию – научиться расслаблять мышцы лица, шеи и области между лопатками. Нужно их сокращать на вдохе, а затем отпускать на выдохе.

Поэтому, если ваш сон – проблема, начните с двух моментов. Первое, научитесь расслаблять мышцы лица, шеи и области между лопатками. Попробуйте их сокращать на вдохе и слушать их напряжённую вибрацию, затем на выдохе отпускать и слушать их «затухающий гул» – когда из них уходит напряжение, как будто они набухают, теплеют, тяжелеют. Старайтесь отмечать это шёпотом: «теплеет», «тяжелеет»... Одни из самых замечательных мышц в этом смысле – мышцы глаз, веки. Лучше не стремиться закрыть глаза сразу, а позволять им какое-то время смотреть в темноту, и только когда они сами начнут закрываться, неохотно прикрыть их, затем медленно, не спеша открыть вновь, как бы стараясь ощутить их тяжесть. Несколько плавных повторений, и вот уже естественным образом приходит сладкое зевание, помогая вам сбросить спазм мышц лица.

Теперь важно не упустить второй момент – замедление ритма. Этого можно добиться самым простым образом – слушать своё дыхание. Оно должно быть полным, плавным, ритмичным. Желательно мысленно или шёпотом сопровождать выдох и вдох словами: «вверх-вниз» или «подъём-спад». Обычно это не получается с первого раза, так как способность противостоять отвлекающим манёврам подсознания, подсовывающего «жизненно важные проблемы», и удерживать

Бессонница - это когда не можешь спать, даже когда уже пора просыпаться.
Айзек Азимов

внимание на «бессмысленном бормотании» не обретается без труда. Мы бесконечно бессильны против хитростей нашего «подвала», «подпольного человека» – подсознательных механизмов беспокойства и агрессии. Мы настолько крепко и привычно влипли в это болото, что не замечаем его присутствия в себе, пока не попытаемся что-либо изменить внутри или подчинить своей воле. Но, как любой навык, это приходит с опытом. Поэтому тем, у кого это не получится

> *Шаг второй – научиться замедлять ритм дыхания, сохраняя его при этом плавным и ритмичным.*

с первого раза, я советую позаниматься с этим «осознанным дыханием» в течение дня. По две-три минуты два-три раза в день – хотя бы одну неделю. И только после этого смело заключать, что это всё «туфта», «это не для меня» и т.д.

Сон, особенно с возрастом, всё реже даётся даром. Его надо заработать, ему надо помочь, его надо сохранять – в общем, за него надо бороться!

МЕЖРЁБЕРНАЯ НЕВРАЛГИЯ – «АЙ! БОЛИТ!»

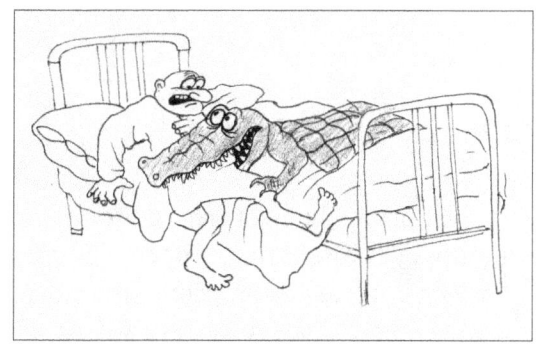

Господи, ни охнуть,
ни вздохнуть…
Эльдар Рязанов

«Незабываемая» боль

Что же такое межрёберная невралгия? Кратко – это «дикая» боль. Боль жгучая, режущая, опоясывающая подреберья с одной или с двух сторон – так, что ни дохнуть, ни охнуть. Как поётся в старой песне: «Кто хоть однажды видел это, тот не забудет никогда...» Вот как описывает своё состояние пациент: «Я шёл утром на работу, как вдруг почувствовал сильный спазм в левом подреберье, который перешёл в рвущую боль. Я был уверен, что это сердце… Прошло уже три года, и я всё ещё страдаю от этой боли и всё ещё не знаю, что является её причиной. Она особенно усугубляется, когда я сижу и ложусь спать, мне больно кашлять, глубоко дышать, я не могу чихать и смеяться». Иногда боль сопровождается высыпанием мелких водянистых пузырьков на коже по

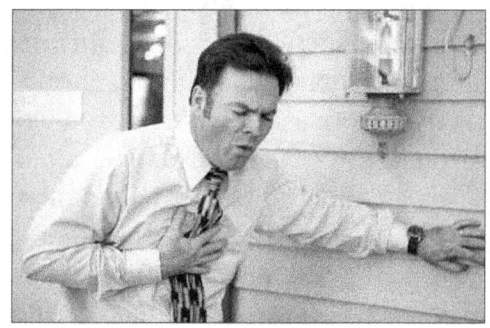

ходу боли – это инфекционный вариант межрёберной невралгии. Иногда никаких пузырьков и инфекции нет, но боль не менее сильная – это второй, более распространённый вариант. Он возникает в результате ущемления корешков или межрёберных нервов. Ниже мы обсудим отдельно оба варианта и поговорим о том, как от этой боли спасаться.

Две причины, два лечения

> *Первый вариант межрёберной невралгии связан с вирусом герпеса и приводит к высыпанию пузырьков в виде пояса, откуда и идёт его название – «опоясывающий лишай».*

Первый вариант имеет отношение к вирусу семейства герпес (Herpes Zoster), той же самой разновидности, которая вызывает у детей ветрянку. У взрослых этот же вредный микроб приводит к высыпанию мелких болезненных пузырьков в виде пояса, откуда и идёт его название – «опоясывающий лишай», по-английски shingles («шинглс»). Вирус герпеса обладает способностью поражать нервную ткань, а после исцеления от инфекции – скрываться в корешках спинного мозга.

При различных стрессах, вызывающих ослабление иммунной системы, он может активизироваться и вызывать воспаление межрёберных нервов. Поскольку заболевание имеет инфекционную природу, то разумно лечить его противовирусными лекарствами, которые вам пропишет доктор. Но иногда освобождение от инфекции не гарантирует избавления от боли. В некоторых случаях возникает осложнение – постгерпетическая невропатия – хроническая приступообразная боль по ходу поражённого межрёберного нерва. В таких случаях необходимо серьёзное комплексное противоболевое лечение, включающее медикаменты – противовоспалительные и ряд других, обладающих сильным действием на нервную систему, в том числе наклейки с лидокаином, инъекции. Это очень упрямая болезнь, испытывающая терпение пациента и искусство врача.

Второй вариант межрёберной невралгии связан с механическим раздражением или ущемлением межрёберного нерва или его корешков, выходящих из позвоночника. Эти корешки очень уязвимы. Они проходят через довольно узкое отверстие между позвонками, как раз позади межпозвонковых дисков, которые, если вы помните, обладают нехорошей привычкой «выпячиваться» в виде грыжи. Такое случается как от чрезмерных усилий, например при подъёме тяжести, так и от недостаточных регулярных нагрузок – когда мышечный корсет ослабевает настолько, что не способен защитить диски от малейшей нагрузки. Диски, выпячиваясь, ущемляют «несчастные» корешки в узком отверстии (как палец в двери), что ведёт к сильной боли, спазму мышц и воспалению – покраснению, отёку. В данном случае противовирусные лекарства ни к чему. Зато очень хорошо всё, что снимает спазм, боль, воспаление, отёк. В первую очередь – опоясывающая повязка или пояс. Это облегчает работу мышц, стремящихся обездвижить болевой сегмент. Тогда мышцы частично расслабляются, что само по себе уменьшает боль и отёк, улучшает кровоснабжение.

> *Второй вариант межрёберной невралгии связан с раздражением или ущемлением межрёберного нерва или его корешков, выходящих из позвоночника*

> *Боль при невралгии считается одним из самых сильных болевых ощущений, занимая третье место наравне с острыми почечными болями. Приступы иногда сопровождаются подёргиванием мышц, потоотделением, сильным покалыванием в грудной клетке, кожа приобретает красный или бледный оттенок.*

Что ещё спасает

Дополнительное средство быстрого устранения боли, как ни странно, – лёд! Да, мы привыкли прострелы и радикулиты греть. Но что даёт тепло? Прилив крови – жар, покраснение и отёк. А у нас этого уже в избытке. Кто же льёт масло в огонь? Пожар гасят водой, воспаление – холодом. Конечно, не стоит держать холод долго, мученически преодолевая дискомфорт. Это может лишь усилить спазм и боль. Но если прикладывать лёд на одну-две минуты и затем перемещать его, преследуя уходящую боль, то это будет уменьшать отёк, облегчать боль, улучшать кровоток, в результате – успокаивать воспалительную реакцию и способствовать скорейшему заживлению травмированного корешка.

Очень хорошо для борьбы с воспалением использовать то, что разработано наукой и проверено практикой – противовоспалительные препараты. Учтите, Тайленол (Tylenol) не относится к противовоспалительным препаратам. Он подавляет боль, но не воспаление. В то же время Ибупрофен (Ibuprofen, Motrin, Advil) помогает снять и боль, и воспаление. Но только при условии, что вы создадите в своём теле правильную концентрацию (десять миллиграммов на один килограмм вашего веса). Если вы весите восемьдесят килограммов – ваша доза восемьсот миллиграммов или ЧЕТЫРЕ таблетки по двести миллиграммов. Меньшая доза может вам помочь с таким же успехом, как и приём «заряженной» Чумаком или другим «целителем» воды – если вы в это верите…

Лучший способ

Разумеется, наиболее эффективный способ «спасти» прищемлённый палец – просто открыть дверь. В нашем случае – освободить ущемлённый корешок. Для этого существует эффективная комбинация высококвалифицированной мануальной терапии и индивидуально подобранной противовоспалительной и обезболивающей терапии. В таких случаях ваш визит к врачу обычно длится около тридцати минут и включает

> *Комплексное лечение межрёберной невралгии включает комбинацию высококвалифицированной мануальной терапии с индивидуально подобранной противовоспалительной и обезболивающей терапией.*

в себя мануальную диагностику – точное определение повреждённого участка и рефлекторно связанных с ним спазмированных мышц, нейромышечный массаж и манипуляционную терапию – точечное воздействие на блокированные мышцы и суставы с целью убрать спазм и отёк, восстановить нормальную циркуляцию, стимулировать процессы самоисцеления. Если необходимо, назначаются дополнительные методы диагностики – рентген, МРТ, лабораторные тесты, прописываются необходимые медикаменты, помогающие облегчить боль, снять воспаление. А в серьёзных случаях, если есть специальные показания, используются также инъекции в триггерные точки и суставы, которые мы уже не раз упоминали.

Как правило, комбинация медикаментозного и мануального лечения позволяет добиваться успешных результатов даже в крайне сложных и запущенных случаях межрёберной невралгии.

НЕПРЕКЛОННЫЕ КОЛЕНИ

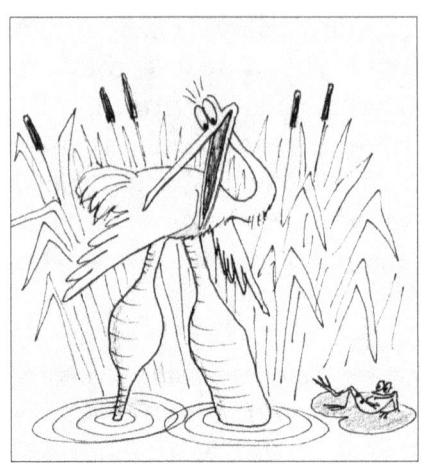

Когда в коленях нет движенья –
И ни согнуться, ни присесть,
Различны формы повреждения –
Здесь вариантов много есть.

Непреклонность и несгиба-
емость – такие положительные
характеристики превращаются в
полную противоположность, как
только речь заходит о коленях.

Варианты повреждения

Нина, пятьдесят шесть лет, почувствовала это в полной мере
после пятидесяти. Она «немного полная» – всего в два раза больше идеального веса для её ро-
ста... Как шутит она сама: «У
меня две Нины. Хорошо, если
б одна слезла». Располнела
сразу после родов второго ре-
бенка в двадцать восемь лет.
Застудила колени в Подмоско-
вье, когда было снегу по пояс,
а на работу пешком – три ки-
лометра, потому что автобу-
сы в холод не ходят, «холодно
им». С тех пор колени иногда
гнулись, но со скрипом, а ино-

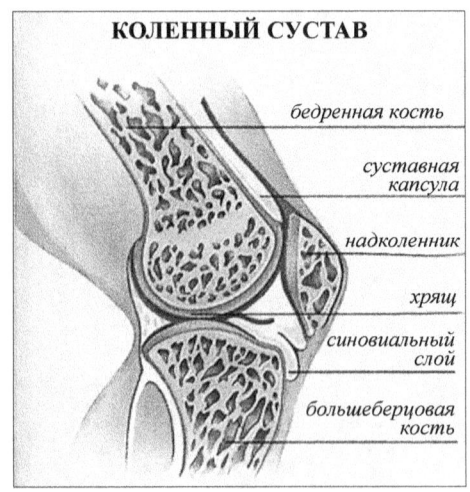

КОЛЕННЫЙ СУСТАВ

бедренная кость

суставная
капсула

надколенник

хрящ

синовиальный
слой

большеберцовая
кость

гда распухали и болели «зверски». После пятидесяти они вообще стали несгибаемыми… У Валеры в те же двадцать восемь лет только одно колено «несгибаемое». Он повредил его лет десять назад. Играл в футбол, неудачно упал, сам в одну сторону, нога – в другую, что-то там потянулось, «хрякнуло», распухло. Неделю походил с наколенником и палкой, и потом всё постепенно прошло. Но с тех пор время от времени что-то «заклинивает», и тогда колено невозможно согнуть.

Самый интересный, чтобы не сказать смешной, случай, у Зиновия (восемьдесят семь лет). «О, – подумаете вы, – в девяносто лет у любого колени загнутся, это ж возрастной процесс!» Ага, и я так решил, когда увидел его в своём графике приёма. Ничего подобного! Он зашёл молодой походкой, прихрамывая лишь слегка. Оказывается, он повредил что-то во время игры в теннис со своей внучкой. А так ни колени, ни спина, ни прочие «возрастные изменения» его до сих пор не касались.

Причины болезни

Итак, боль и тугоподвижность коленных суставов – что происходит, кто виноват и что делать? Вот три сакраментальных вопроса, на которые я постараюсь ответить. Как вы верно догадались, колени у всех не гнутся одинаково, но причины, стоящие за этим, – разные.

В первом случае это воспалительные изменения тканей самого сустава с деформацией костных структур – деформирующий артрит, нуждающийся в агрессивном медикаментозном лечении, инъекциях в суставы и в перспективе, возможно, протезировании коленных суставов. Вопреки существующему мнению о том, что замена суставов на искусственные – крайне рискованное и малоуспешное предприятие, на самом деле

> *Вопреки существующему мнению, замена суставов на искусственные для некоторых пациентов – великое благо и единственный выход.*

для некоторых пациентов это великое благо и единственный выход.

Во втором случае – у молодого футболиста имеется повреждение связочного аппарата, скорее всего, одного из менисков (тонких хрящевых прокладок, амортизирующих удары при ходьбе, беге, прыжках). Чтобы убедиться в этом, необходимо сделать магнитно-резонансную томографию. Она даёт послойное изображение сустава, позволяя обнаружить трещины или разрывы мениска. Чаще всего, если мениск повреждён, больному проводят артроскопическую операцию (без разрезания сустава), в ходе которой мениск удаляют частично или полностью. Эти операции при сегодняшней технологии не опасны и высокоэффективны.

И, наконец, третий пример – пожилой теннисист – растяжение и спазм околоколенных мышц и связок. Это то, что встречается чаще всего, и вы должны знать, как в таком слу-

> *Колено является крупнейшим суставом в организме. Верхние и нижние кости колена разделены двумя дисками (менисками).*

чае оказать первую помощь себе и ближнему. Чтобы понять, что делать, надо знать, что происходит в организме. Травма, растяжение причиняют боль. Организм реагирует на боль залпом из двух стволов – спазм мышц и отёк – стремление обездвижить травмированный участок и защитить его от большего повреждения.

Правило «трёх "I"»

Помогите организму – создайте искусственную иммобилизацию. Наложите умеренно давящую повязку и строго ограничьте нагрузку на повреждённую конечность. Видели ли вы когда-нибудь, как ловко собака с больной лапой скачет на трёх, едва касаясь земли четвёртой? Вот где мудрость природы, вот истинно разумные существа! А мы называемся homo sapiens, а делаем всё вопреки природе и здравому смыслу. Например, пытаемся греть повреждённый сустав.

Друзья, он же и так горячий! Боль, спазм и отёк нарушают кровоснабжение и ведут к воспалению («воспламенению»). Добавляя тепло, вы усилите отёк и ухудшите боль. Получается порочный круг. Разомкните его! Приложите холод, лёд. Затем поднимите конечность. Осторожно погладьте ногу снизу вверх. Сразу станет легче и в ноге, и на душе. Итак, запомните правило «трёх "I"»: Immobilization, Ice, Ibuprofen. Да, тот самый Ибупрофен (Мотрин, Адвил), про который мы говорили в других главах. Он поможет нам ещё больше погасить воспаление и восстановить циркуляцию.

> *При воспалении помните правило «трёх "I"»: Immobilization, Ice, Ibuprofen.*

Теперь немного о хронической боли в коленях и о движении. Важно понять: плохо всё, что травмирует сустав и причиняет ему боль, но ещё хуже отсутствие движения, ведущее к спазму и полной дегенерации мышц и суставов. Как быть? Настойчиво искать «золотую середину» – двигать суставом, лёжа на спине, сидя, делать упражнения в воде, использовать больше мягких, плавных круговых и вращательных движений, избегать резких прямолинейных толчков.

Чем может помочь врач

Чем может вам помочь врач? Во-первых, он постарается определить природу вашей проблемы: какова в каждом индивидуальном случае доля дегенерации сустава, повреждения связок, воспаления и спазма мышц. Если надо, сделает снимки или МРТ. Затем, с самого первого визита, попробует снять отёк и восстановить функцию сустава. Для этого существуют специальные суставные манипуляции и глубокий мышечный массаж. Они позволяют снять спазм и «разблокировать» зажатый сустав. При этом иногда возникает лёгкий щелчок, и сустав на глазах освобождается – и от отёка, и от ограниченной подвижности. Это очень впечатляет, но происходит не всегда с первого раза. Иногда воспаление, спазм и отёк глубоких тканей, накопившиеся за долгие годы, образуют очень жёсткий каркас вокруг колена, и требуется несколько сеансов, пока не произойдёт «чудо».

Чтобы ускорить процесс «раскрепощения», могут использовать противовоспалительные мази, назначаются индивидуально подобранные упражнения для растяжки и укрепления конкретно тех мышц, которые спазмированы. Разумеется, я не противник и фармакологического лечения, когда прописываются наиболее эффективные и безвредные лекарства против воспаления и боли.

Очень эффективны точечные инъекции специальной смеси обезболивающих и противовоспалительных растворов в триггерные точки.

Очень эффективно помогают точечные инъекции специальной смеси обезболивающих и противовоспалительных растворов в триггерные точки, о которых мы тоже уже не раз говорили. Это подобно иглотерапии, которая воздействует на эти точки рефлекторно и ведёт к снятию спазма и воспаления, ускорению циркуляции и выздоровления. Инъекции же в триггерные точки многократно усиливают этот эффект, мощнее подталкивают реакции оздоровления и освобождения.

Теперь немного о внутрисуставных стероидных инъекциях. Они очень эффективны, так как стероидные гормоны – сильнейшие противники воспаления и отёка. Настолько сильные, что при более высокой концентрации ведут к «пересушиванию» суставных тканей, их атрофии, некрозу, функциональной нестабильности и, как результат, – ускоренной дегенерации суставов. Это особенно сильно проявляется при использовании высокой концентрации стероидных препаратов и многократных инъекциях. Поэтому лучше прибегать к такому методу нечасто, постараться использовать минимальную концентрацию и избегать частого повторения инъекций. А в тех случаях, когда пациент нуждается в оперативном вмешательстве, необходимо участие квалифицированного и опытного врача-ортопеда.

Так что, дорогие друзья, не отчаивайтесь, когда сталкиваетесь с «несгибаемостью» ваших коленей. Не упирайтесь «непреклонно», обращайтесь смело за помощью – и дано вам будет!

КАК ИЗБЕЖАТЬ БОЛЕЗНИ ПОЗВОНОЧНИКА

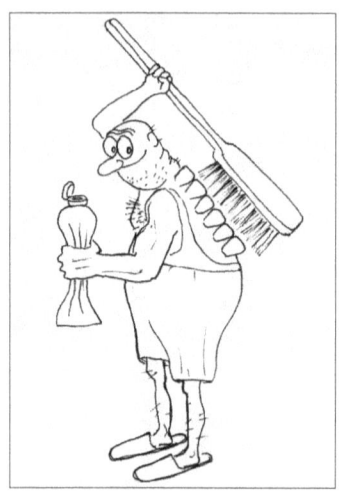

Всем пора усвоить прочно,
Что, свою отбросив лень,
Нужно «чистить» позвоночник,
Словно зубы, каждый день!

Болит позвоночник? Ищите спазм!

Мы уже говорили раньше о том, как избавиться от боли. Но избавление от боли не означает исцеление от болезни, которая, как вы помните, заключается в блокировании суставов мышечным спазмом и нарушении циркуляции крови. Всё это ведёт к сбою питания межпозвоночного диска, его дегенерации, грыже и, как следствие, – к ущемлению околопозвоночных тканей и болям в пояснице.

Чтобы предотвратить патологические изменения дисков и поддерживать их правильное питание, необходимо ре-

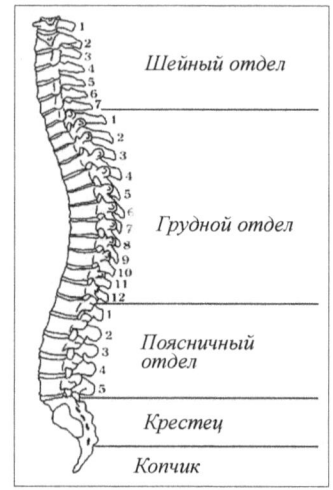

> *Чтобы предотвратить патологические изменения дисков, необходимо регулярно освобождать свой позвоночник от блокирования межпозвоночных суставов.*

гулярно освобождать свой позвоночник от блокирования межпозвоночных суставов. Другими словами, прибегать к профилактической очистке. Каждый день мы чистим зубы и несколько раз в год посещаем стоматолога. Мы делаем это без особого удивления или возмущения. Но к позвоночнику мы относимся примерно как к печени — чему-то дарованному нам на всю жизнь и спрятанному «вглубь» от нашей заботы. И мы пользуемся этим, не задумываясь, пока что-нибудь не приключается… Тогда мы сразу обращаемся к докторам. Тому, что остеохондроз неизлечим, мы легко верим, ведь именно так нам чаще всего говорят врачи. «Это у вас возрастное. А чего вы хотите? Годы…»

Однако сегодня пора понять, что это не так! Позвоночник, как и зубы, нуждается в уходе и соблюдении определённых правил профилактики. Когда мы заботимся о нём регулярно и правильно, время начинает работать не на болезнь, а на нас.

Причины спазма

Итак, чтобы избежать боли в спине, мы должны прежде всего устранить причины появления мышечного спазма.

Причина первая – простуды и переохлаждение

Всем известно: поясница не любит холод. Поэтому надо беречь её от переохлаждения, сквозняков. В холодное время года можно использовать мягкий согревающий пояс. Но лучший способ избежать простуды – это закалка! Начните с растирания нижней части спины руками, массажным приспособлением или обыкновенным полотенцем до полного её разогрева. Затем растирайте попере-

> *Порфирий Иванов – основоположник известной системы оздоровления обливанием ледяной водой – сохранял крепкое здоровье до глубокой старости.*

менно – холодным влажным полотенцем, затем сухим. А когда вы достаточно закалитесь, начинайте обливаться холодной водой. Сначала руки и ноги, затем плечи и бедра и, наконец, очень быстро – затылок, поясницу, лицо и грудь. Всё это за одну-две минуты, больше не надо. Такая процедура сохранит вас не только от болей в спине, но и от простуд, слабости, усталости, поскольку холод – это безграничный источник крепкого здоровья.

Причина вторая – нарушенная осанка

Постоянно выбирайте такую осанку, при которой ваш позвоночник не согнут. Сидеть надо на удобном стуле правильной высоты и с хорошей спинкой. Если вам это не удаётся, вы должны

> *Когда вы не даёте вашим мышцам дышать, они задыхаются и «кричат» на вас.*

выпрямлять позвоночник и делать короткую разминку каждые полчаса-час. Когда вы не даёте вашим мышцам дышать, они задыхаются и «кричат» на вас спазмами и судорогами, которые вы воспринимаете как боль в спине!

Очень важно положение позвоночника во время сна. Кровать должна иметь твёрдую основу и полужёсткий ровный матрас. Вы можете легко проверить качество своей кровати. Если утром ваша спина, шея или всё тело неприятно ломит, значит, кровать слишком мягкая и вам необходимо подобрать другую. Подушка не должна быть высокой, лучше вовсе обходиться без неё.

Причина третья – неправильный подъём тяжёлых предметов

> *Чем больше искривление поясницы при подъёме груза, тем выше вероятность травмы дисков, грыжи, ущемления, радикулита.*

Запомните: вы правильно перемещаете груз, если сохраняете при этом поясницу максимально прямой и поднимаете тяжести за счёт согнутых ног! Чем прямее спина, тем меньше нагрузка на поясницу. С другой стороны, чем больше нагрузка на поясницу, тем выше вероятность травмы дисков, грыжи, ущемления, радикулита.

Помимо описанной личной профилактики, о которой нужно постоянно помнить каждому, существует и профессиональная профилактика болезней позвоночника. Она включает в себя несколько коротких курсов мануальной терапии в год. Правильная терапия – это глубокое восстановительное воздействие на каркасные мышцы с помощью нейромышечного массажа и мануальной декомпрессии.

> **Необходимо избегать силовых, хрустящих манипуляций, жёсткого «вправления» – особенно повторно и часто.**

Необходимо, однако, избегать силовых, хрустящих манипуляций, жёсткого «вправления» – особенно если вам это предлагают делать повторно и часто. Исследования показывают, что такие агрессивные манипуляции ведут к дестабилизации мышечного корсета и ускоренному разрушению позвоночника.

Специалисты, конечно, смогут вам помочь – прежде всего, тогда, когда речь идёт о достаточно острых состояниях, требующих вмешательства квалифицированного профессионала. Но ни один врач или массажист не в состоянии заменить ваши собственные усилия. Вот почему, чтобы закрепить полученный результат, необходимо освоить и регулярно выполнять комплекс специальных упражнений, нацеленный на изометрическое укрепление околопозвоночных мышц. Впрочем, и это лучше делать под руководством опытного инструктора, которому вы доверяете.

СТЕНОЗ ПОЗВОНОЧНИКА – РЕЗАТЬ ИЛИ ЛЕЧИТЬ?

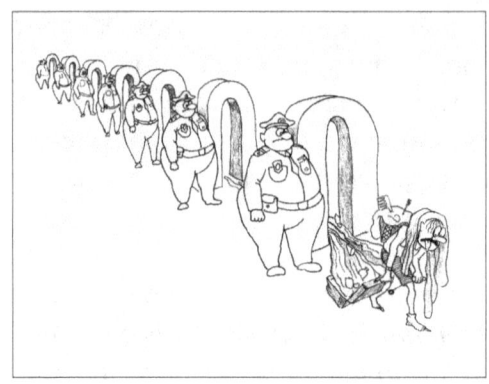

Хоть стеноз ведёт к потерям,
Расширяя в диске брешь,
Не забудь семь раз отмерить –
И лишь после что-то режь!

— Доктор, у меня стеноз. В Институте костно-суставных заболеваний мне сказали, что поможет только операция. Вы сумеете мне помочь? — начинает с места в карьер пациент, не давая мне возможности спросить, что у него болит.

Я спокойно расспрашиваю его о симптомах. Он говорит, что раньше, лет пять-шесть назад, когда у него впервые стала болеть поясница, было трудно вставать и «расхаживаться» по утрам. Но последние один-два года он больше страдает во время ходьбы. Через двадцать-тридцать минут ноги начинают наливаться свинцовой тяжестью, и, если он не присядет, боль становится непереносимой. Выясняем, что он уже прошёл МРТ. Тест показал: два диска в поясничном отделе значительно выпячиваются и сдавливают спинномозговой канал. Убедившись, что его жалобы и результаты теста соответствуют стенозу спинного мозга, я начинаю отвечать на три сакраментальных вопроса: что происхо-

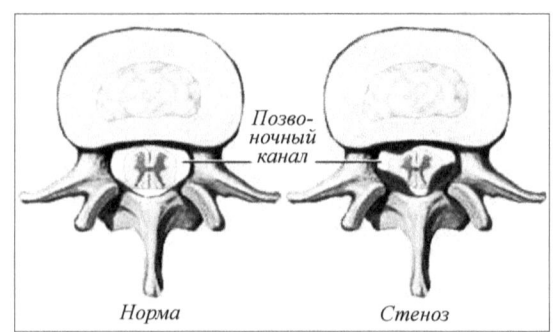

Позво-
ночный
канал

Норма   *Стеноз*

дит, кто виноват и что делать? А поскольку ответы на эти вопросы важны для многих, то я, как говорил Маяковский, «папы этого ответ помещаю в книжке».

Что сужается при стенозе?

Итак, что происходит при стенозе. «Стеноз» по-латински – «сужение». Когда межпозвонковый диск расплющивается вследствие травматической перегрузки или хронического изнашивания, он из «булочки» превращается в «бублик» и выпячивается одновременно в сторону спинномозгового канала и межпозвонковых отверстий.

При стенозе межпозвонковый диск расплющивается, превращаясь из «булочки» в «бублик», и выпячивается одновременно в сторону спинномозгового канала и межпозвонковых отверстий.

Спинномозговой канал – это длинный костный тоннель, в котором лежит, как в футляре, спинной мозг; а межпозвонковые отверстия – это окна или, точнее, «иллюминаторы», через которые выходят на периферию корешки. Сужение (стеноз) ведёт к компрессии – сдавливанию и ущемлению чувствительных нервных структур. А это, в свою очередь, к боли и слабости тех мышц, которые снабжаются ущемлёнными нервами.

Задача лечения – освобождение ущемлённых тканей, декомпрессия. Она достигается или оперативным путём – за счёт резекции расплющенного диска и расширения суженных костных каналов, или консервативно – за счёт уменьшения спазма и воспаления вокруг корешков и мануальной декомпрессии.

Впервые о сужении позвоночного канала сообщил в 1803 году Антуан Портал. А в 1954 году Хенк Вербист описал наблюдение четырёх больных с узким позвоночным каналом на поясничном уровне, у которых проведение ламинэктомии (удаление структур, сдавливающих нерв) привело к исчезновению жалоб.

Декомпрессия разных видов

«Как может консервативная декомпрессия заменить хирургическую?» – удивлённо спросите вы. Дело в том, что компрессия состоит из двух компонентов – механического сужения костных каналов за счёт повреждения диска и воспалительного отёка корешка в сочетании с рефлекторным спазмом окружающих мышц, которые усугубляют стеноз и компрессию. Если первая половина этой двойной проблемы устраняется только хирургически, то

> *Компрессия состоит из механического сужения костных каналов и воспалительного отёка корешка. Вторая часть проблемы вполне поддаётся терапевтическому лечению.*

вторая – вполне поддаётся правильной восстановительной терапии. Это достигается путём сочетания нескольких высокоэффективных методов лечения спазма и воспаления.

Лечение начинается с того, что снимается воспаление. Специальный массаж обеспечивает лимфатический дренаж, а воздействие на биологически активные точки лазером, иглами и руками – снятие воспаления и расслабление спазмированных мышц. Когда отёк корешка уменьшается, а спазмированные мышцы распускают свой болезненный зажим вокруг него, то компрес-

сионный конфликт между корешком и стенозом уменьшается наполовину, а иногда и больше. В этот момент пациент испытывает значительное облегчение, хотя его расплющенный диск остаётся по-прежнему выпяченным, а спинномозговой канал – суженным. Но важен ведь конечный результат, а не картинка на рентгене или мнение хирурга. Пациент начинает двигаться, и с этого момента подключаются следующие этапы – осторожное вытягивание позво-

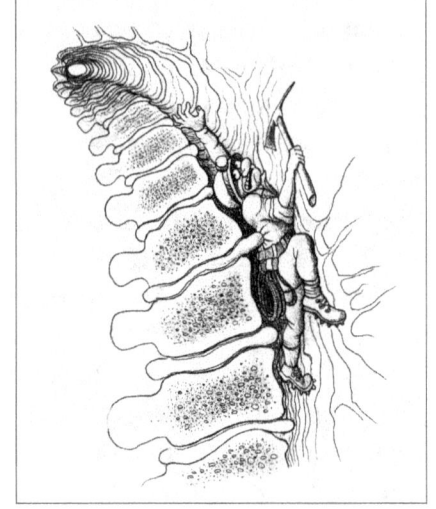

ночника по оси (мануальная осевая декомпрессия, или MAX-D), подбор и обучение пациента упражнениям, укрепляющим его каркасные мышцы — сердцевинные околопозвоночные мускулы, обеспечивающие стабильность позвоночника, а значит, и результатов лечения в долгосрочной перспективе.

Таким образом, ответ на вопрос «что делать, лечить или резать?» – однозначный: сначала надо использовать все возможности консервативного лечения. В хороших медицинских центрах врачам удаётся добиваться положительных результатов в восьмидесяти-девяноста процентах случаев.

Хочу подчеркнуть, что при этом я не являюсь слепым противником оперативного лечения, которое с каждым годом становится всё менее инвазивным, агрессивным и всё более успешным. Но прежде чем отрезать, надо всё-таки несколько раз «отмерить». Нож может подождать!

«ШИПЫ» В ПОЗВОНОЧНИКЕ

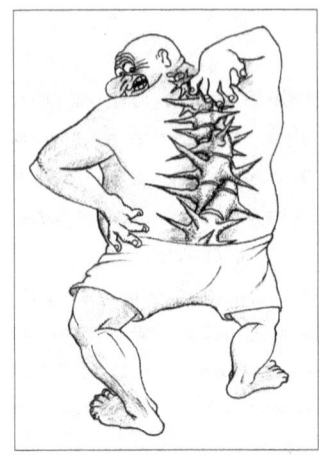

Если оказалось, что «в спине шипы»,
Возраст или соли – вовсе не причина,
В кресле без движений ты поменьше спи,
Знай: без упражнений не «починишь» спину!

Мне часто приходится слышать от своих пациентов: «Доктор, это у меня от возраста? Это шипы? Это отложение солей?» Удивительно, почему неправильные представления так легко внедряются в массовое сознание, а правильные – ни за что не могут пробиться через бурелом предрассудков.

Костные деформации – мифы и реальность

Конечно, когда мы видим на снимках, которые показывает нам доктор, костные разрастания по краям позвонков и суставов, от их жутковато-крючковатого вида у нас возникает ощущение, что именно эти «возрастные изменения» травмируют и ущемляют наши нервные корешки и окончания.

– А разве это не так? – спрашивает меня очередной больной.

– Не так! – отвечаю я в сотый, в тысячный раз. Костные деформации, по-научному «остеофиты», возникают уже вследствие

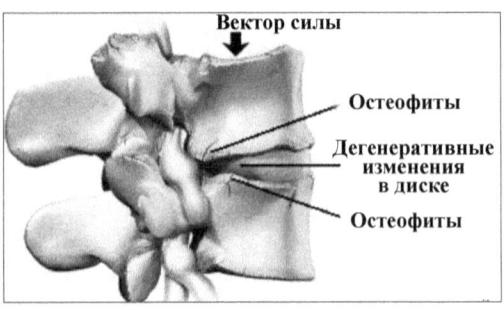

Вектор силы

Остеофиты

Дегенеративные
изменения
в диске

Остеофиты

> *Костные деформации – следствие кальцификации участков хронического воспаления в области острых и хронических травм, мышечного спазма.*

кальцификации участков хронического воспаления в области острых и хронических травм, а также мышечного спазма. То есть сами они не причиняют нам боль. Они появляются там, где болит, как результат хронического обездвиживания и плохой циркуляции в этой области. Сначала – боль, воспаление, спазм и застой, а затем – кальцификация и деформация.

Почему это так важно? Потому что, когда путают причину и следствие, приходят к неправильным действиям, дающим нежелательные результаты. Если вы решите, что не лошадь тянет телегу, а телега толкает лошадь, вы вместо того, чтобы кормить и поить лошадь, будете собирать и разбирать телегу! Лошадь за это время благополучно откинет копыта, а вы на своей «телеге» так никуда и не доедете.

> *С точки зрения процесса эволюции и борьбы за выживание, остеофиты считаются даже полезными, так как в случае невозможности полноценной регенерации сустава они хотя бы ограничивают его движения, замедляя дальнейшее разрушение.*

Как научиться «кормить» суставы и мышцы

Возвращаясь к нашим суставам: если вы верите, что проблемы – от возраста и отложения солей, вы или экспериментируете с диетой, или, чаще, покорно лечитесь чем Бог (или доктор) послал. А в это время ваши суставы уверенно движутся в направлении вышеупомянутой лошади! Если же вы понимаете, что причина не в соли или календаре, а в недостатке движения, в плохой циркуляции, в мышечном спазме, которые ведут к воспалению суставов и связок, то вы начнёте немного кормить свою «лошадь», давать движение и кровоснабжение, о котором тело вас умоляет на языке ваших болей и хворей. И тогда ваша лошадь, может быть, ещё немного потянет вашу телегу, несмотря на «возрастные изменения» вместе с «солевыми отложениями».

Я убедился в сказанном на собственном опыте и на примере нескольких тысяч пациентов, прошедших через мои руки в буквальном смысле слова. Ибо ничто, кроме мануальной терапии, не может точнейшим образом уловить, диагностировать спазм глубоких мышц и восстановить в них циркуляцию, дать питание и питьё самым нуждающимся в этом клеткам триггерных точек, которые, и в самом деле, ощущаются наподобие острых шипов. Но эти «шипы» не устранить ни диетой, ни операцией. Они являются результатом застоя и исцеляются движением.

Чтобы спастись от болевых триггеров, надо научиться работать глубокими мышцами позвоночника – корсетными или срединными.

Под лежачий камень вода не течёт, а в неподвижной мышце не течёт кровь. И без этой циркуляции мышцы спазмируются, сжимаются в судорожные узелки – триггерные, или пусковые, точки, – которые при раздражении действительно выпускают «ракеты» болевых импульсов по пояснице, шее, коленям и прочим мишеням. Чтобы спастись от этих триггеров, надо научиться работать глубокими мышцами, которые поддерживают наш позвоночник, так называемыми корсетными или срединными мышцами. Это особый вид упражнений, слегка напоминающий йогу, но требующий специального инструктора и преданного ученика.

Тот, кто осознал, откуда берёт начало его проблема, и научился правильно с ней работать, кто не борется с «ветряными мельницами» и не ложится покорно под универсальный диагноз «это у вас возрастное», – тот реально достигает победы над «шипами» и срывает «розы» свободы от боли и неподвижности!

Андрей Иванченко
ЗАПИСКИ ВРАЧА
Просто о главном

Литературный редактор: Владимир Гольдштейн
Корректор: Ольга Новикова
Компьютерная вёрстка, обложка: Михаил Кондратенко
В оформлении книги использованы рисунки Игоря Велгача

Главный редактор издательства: Семён Каминский

ISBN: 978-1492195801

Insignificant Books
Chicago, Illinois, USA
printbookru@gmail.com

www.ingramcontent.com/pod-product-compliance
Lightning Source LLC
Chambersburg PA
CBHW070849290526
45795CB00001B/51